D' GANDAR

DE LA

KÉRATITE

PARENCHYMATEUSE

et son

ÉTIOLOGIE

« Ita valet corpus, sicut
valent oculi. »

HIPPOCRATE.

Imprimerie BOURGEON, Lyon.

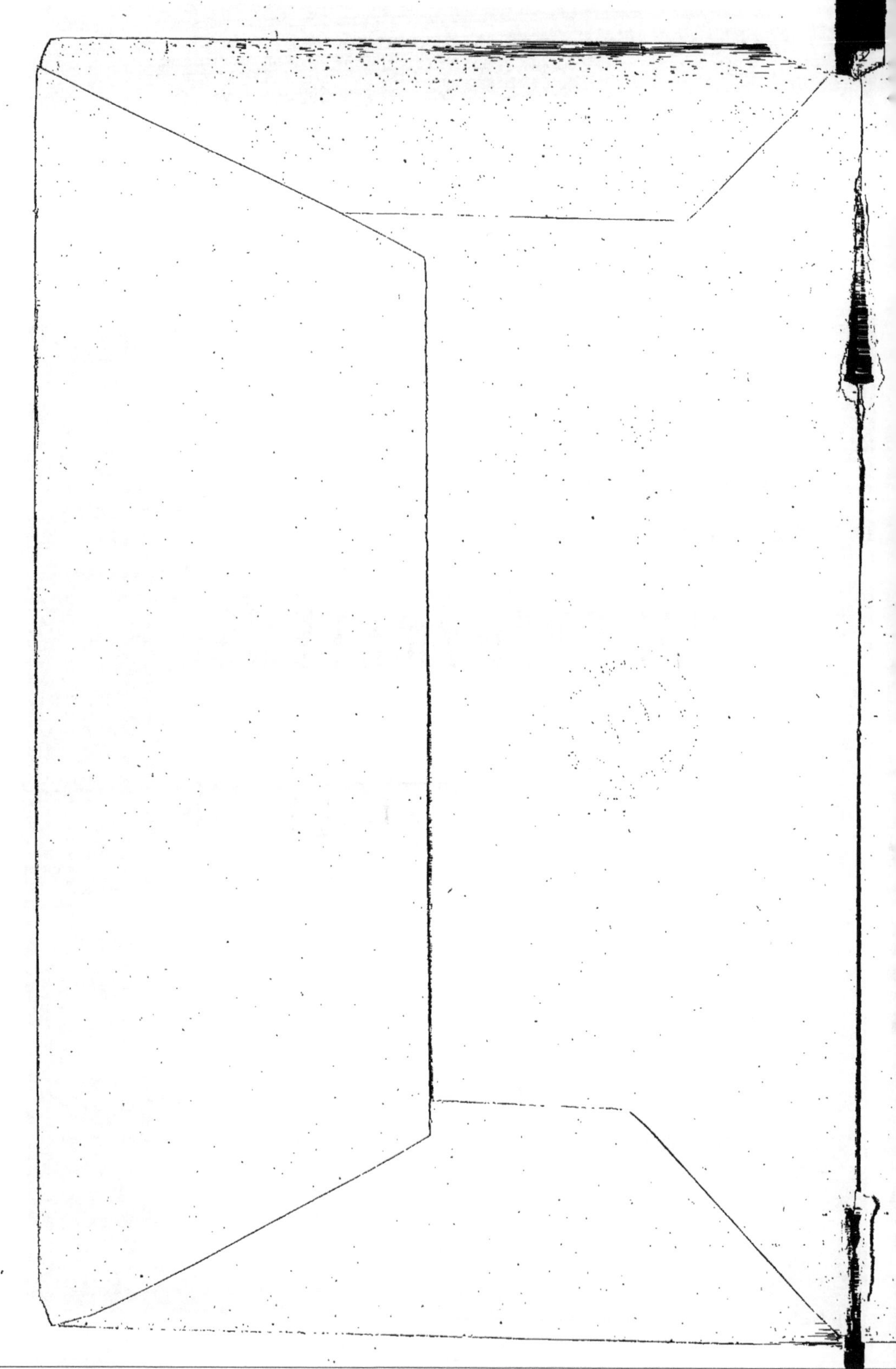

REVUE CRITIQUE

DE LA

KÉRATITE PARENCHYMATEUSE

QUELLE PART REVIENT A LA SYPHILIS ET AUX AUTRES

CAUSES DE CACHEXIE DANS L'ÉTIOLOGIE DE CETTE MALADIE

PAR

Le Dᵣ Paul-Émile GANDAR

MÉDECIN STAGIAIRE AU VAL-DE-GRACE

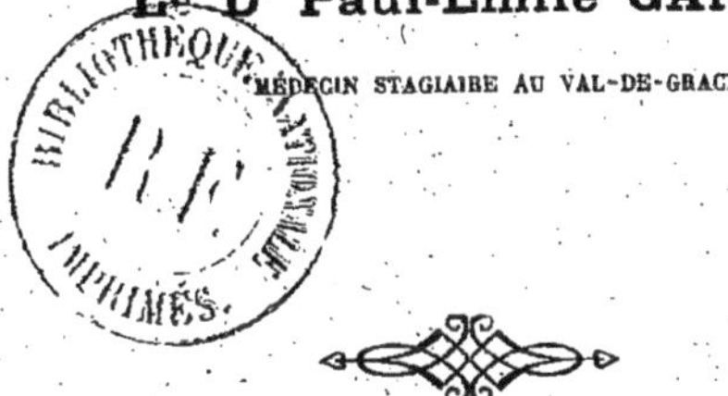

LYON

IMPRIMERIE DE L. BOURGEON

RUE DES MARRONNIERS, 7

1893

AVANT-PROPOS.

C'est à M. le professeur Gayet que nous devons l'idée
première de notre thèse. Grâce aux conseils de ce
Maître éminent, grâce aux nombreuses observations
recueillies à sa clinique et mises à notre disposition,
nous avions espéré un moment pouvoir jeter un peu
de lumière sur la question si controversée de l'Etiologie
de la Kératite parenchymateuse. Malheureusement les
recherches nombreuses auxquelles nous nous sommes
livré n'apportant guère dans notre esprit que le trouble
et la confusion, nous avons dû, bien à regret, en
rabattre de nos visées peut-être un peu ambitieuses,
quitte à reprendre la question plus à fond durant les
loisirs que pourra nous laisser le service régimentaire
ou hospitalier.

La diversité des opinions, la difficulté que l'on
éprouve aujourd'hui encore à faire le diagnostic de la
syphilis héréditaire, les rapports qui ont été signalés
par Parot entre cette maladie et le rachitisme, la
coexistence de la scrofule que l'on rencontre quelquefois chez les syphilitiques héréditaires, le mauvais vou-
loir ou plutôt la fausse honte qui empêche les parents
de nos malades d'avouer l'existence d'une syphilis, la
méfiance avec laquelle ils vous répondent quand on

aborde ces questions, ont rendu notre tâche plus difficile que nous ne l'avions pensé.

Autant que possible, nous nous sommes entouré des
renseignements les plus circonstanciés, nous n'avons
posé de diagnostic étiologique qu'après un mûr examen ;
mais bien souvent encore nous étions obligé d'ajouter
à nos conclusions un douloureux et décourageant point
d'interrogation.

C'est avec dépit, qu'à l'exemple de Trousseau, nous
avons dû classer nos observations sous plusieurs
titres :

 Certitude absolue de syphilis héréditaire ;
 Très grande probabilité de syphilis héréditaire ;
 Pas de preuve de syphilis héréditaire ;
 Certitude absolue de non existence de syphilis hé-
  réditaire.

Dans ce travail inaugural, qui ne répond pas entièrement à ce que nous aurions désiré faire, nous n'avons
d'autre but que d'essayer de mettre la question au
point, en laissant de côté tout parti-pris de théories ou
d'école, afin de faciliter des recherches ultérieures ren-
dues très difficiles et très ingrates par l'éparpillement
des données bibliographiques et les redites nombreuses
que l'on est sujet à y rencontrer.

Nous aurions voulu continuer les quelques recherches expérimentales faites au sujet de la kératite parenchymateuse, mais les circonstances, la difficulté
d'instituer ces expériences et surtout le peu de temps
dont nous disposions ne nous ont pas permis de donner
suite à ce projet.

Nous étudierons, dans une première partie, ce qui a
trait à l'historique et à la symptomatologie de la kératite parenchymateuse. Dans une seconde partie, nous
ferons une revue des diverses opinions émises sur
l'étiologie de cette kératite. Dans une troisième, nous
essayerons de chercher quelle part revient à la syphilis
et aux autres causes incriminées dans l'étiologie de
cette maladie.

Dans nos observations, nous publions plusieurs
photogravures de la dentition de nos malades. Nous
nous sommes astreint en les retouchant à mettre en
relief les altérations qui auraient pu sans cela passer
inaperçues.

Au moment de terminer notre scolarité, mais non
nos études médicales, qu'il nous soit permis d'expri-
mer l'hommage de notre reconnaissance à M. le professeur Gayet, pour l'affabilité avec laquelle il nous a toujours accueilli et pour les indications précieuses qu'il
nous a fournies maintes fois. En acceptant de traiter
un sujet aussi délicat et aussi difficile, nous assumions
une lourde tâche. Cependant, nous n'avons pas hésité,
car nous étions confiant dans la bienveillance de ce
savant Maître, et sûr de trouver auprès de lui un guide
toujours disposé à nous prodiguer ses conseils.

Nous tenons aussi à lui affirmer notre gratitude pour
l'honneur qu'il nous a fait en acceptant la présidence
de notre thèse.

Nous remercions aussi particulièrement M. le docteur Meurer, pour les renseignements et les conseils

qu'il n'a cessé de nous donner durant le stage que nous avons fait à la clinique ophtalmologique.

Nous n'aurions garde d'oublier M. le docteur Pangon, de Saint-Vallier, pour l'amabilité extrême avec laquelle il s'est mis à notre disposition pour nos enquêtes étiologiques.

C'est pour nous un devoir d'adresser nos remerciements à tous nos maîtres des Facultés de Lille et de Lyon, à nos chefs de l'École du service de santé militaire, qui ont guidé nos premiers pas dans l'étude si difficile de la médecine, auprès desquels nous n'avons trouvé que des sympathies et dont les savantes leçons nous ont permis de mener à bien nos études.

Nous prions nos camarades de promotion de recevoir ici un témoignage de reconnaissance et d'affection pour l'amitié et la bienveillance dont ils n'ont cessé de faire preuve à notre égard.

INTRODUCTION

La multiplicité des dénominations employées pour désigner la maladie qui nous occupe (kératite interstitielle, kératite disséminée, kératite plastique, kératite diffuse interstitielle, kératite hérédo-syphilitique, kératite cachectique, kératite primitive disséminée, kératite parenchymateuse, cornéite scrofuleuse), indique déjà les nombreuses opinions que les auteurs s'étaient faites à son sujet, tant au point de vue anatomopathologique qu'au point de vue symptomatologique ou étiologique.

Mal vue ou plutôt mal observée jusqu'à Wardrop, qui en a donné un bon tableau clinique, et Virchow, à qui nous devons l'anatomie pathologique de la lésion, étudiée par Velpeau qui, le premier, indique la syphilis comme sa cause étiologique probable, la kératite parenchymateuse fait l'objet, de 1857 à 1863, de travaux intéressants de la part d'Hutchinson. Pour lui, la syphylis héréditaire est seule responsable de l'éclosion de cette maladie.

Jusqu'en 1867, aucune objection ne s'élève, la question paraît définitivement jugée, les travaux de Galligo, Pridginteal, Stanley, Haller, Lawrence, Watson,

Taylor, Gavin apportent de nouvelles preuves à la théorie Hutchinsonienne.

En 1867, la première note discordante est donnée par Mooren, qui proteste contre l'opinion du maître anglais. Le premier coup de pioche est donné : dès lors, surgissent de nombreux travaux, discussions de Sociétés savantes, opuscules, thèses et publications, d'où il semble ressortir que si la syphilis peut être parfois rendue responsable, elle ne l'est pas plus que la scrofule, le lymphatisme, le rachitisme, l'impaludisme.

De là résulte une grande confusion, et ce sont ces travaux nombreux que nous aurons à examiner par la suite.

PREMIÈRE PARTIE

Historique. - Définition.

Anatomie pathologique. - Symptomatologie.

Recherches expérimentales.

Quelle que soit l'opinion soutenue par les auteurs sur l'étiologie ou la pathogénie de la kératite parenchymateuse, il est deux points sur lesquels l'accord est presque général : ce sont la symptomatologie et l'anatomie pathologique de l'affection. A part quelques divergences de détail, dues autant à la diversité des cas cliniques qu'à la diversité des moyens d'exploration employés, toujours l'on retrouve la même description, toujours les mêmes phases sont indiquées.

Jusqu'ici l'on a fait peu de cas des recherches expérimentales sur la kératite parenchymateuse ; nous indiquerons néanmoins celles qui ont été faites, voulant traiter notre sujet aussi complètement que possible.

CHAPITRE PREMIER.

Historique.

———

Depuis longtemps la kératite interstitielle fait l'objet de travaux et de descriptions. En raison de sa tenacité, de sa forme bizarre, de sa gravité dans certains cas et de sa bénignité dans d'autres, en raison de la difficulté que l'on a pour établir son étiologie et enfin, en raison de sa marche insidieuse et rebelle aux traitements les plus divers, la kératite parenchymateuse devait s'imposer à l'attention des chirurgiens, des ophtalmologistes et des thérapeutes.

Les nombreux travaux qu'elle a suscités (1) nous permettent de diviser son histoire en trois périodes, cette classification étant basée sur l'étiologie attribuée à cette maladie. Ce sont :

1° La période ante Hutchinsonienne ; la kératite parenchymateuse est mal connue, on commence à la distinguer des autres kératites et à l'étudier au point de vue anatomo-pathologique. Les seuls noms importants de cette période, sont Sichel, Wardrop, Velpeau.

———

(1) Voir l'Index bibliographique.

2° Période Hutchinsonienne. L'histoire clinique de la maladie est fixée. La coïncidence remarquée entre l'existence de la kératite parenchymateuse et de certains signes attribués à la syphilis héréditaire font proclamer, en 1853, par Hutchinson, que cette kératite a pour cause unique la syphilis héréditaire.

Il avait été précédé dans cette voie par Velpeau qui avait indiqué la syphilis comme cause probable de la kératite parenchymateuse.

De 1857 à 1859, Hutchinson, dans « Ophtalmic Hospital Reports », apporte de nouvelles preuves et de nouvelles observations à l'appui de sa théorie. Il est bientôt suivi par Stanley, Galligo, Pridginteal, Haller, Watson, Lawrence, Gavin, Magni, Taylor, Demarquay, qui tous acceptent sans contestation l'opinion du maître et fournissent à l'appui des observations concluantes.

3° Période de confusion : En 1867, Mooren, se basant sur quelques observations qui lui semblaient ne pas concorder avec celles d'Hutchinson, nie l'existence d'un rapport entre la conformation particulière des dents, décrite par Hutchinson, et la kératite en question.

En 1869, Watson publie un cas paraissant dû à une attaque de rhumatisme articulaire aigu.

En 1871, Daguenet l'attribue à la scrofule, Panas à la cachexie, et amène une fameuse discussion, à la Société de chirurgie, à propos de trois observations, et il conclut : que l'origine syphilitique de la kératite diffuse pouvait être mise en doute, et que le nom qui conviendrait le mieux à cette maladie était celui de cachectique diffuse.

De la discussion qui suivit, il reste une impression, c'est que la théorie d'Hutchinson demeurait encore victorieuse.

Alors paraissent des travaux nombreux, et avec M. le professeur Fournier, nous pouvons en ranger les auteurs en quatre catégories :

1° Ceux qui, avec Hutchinson, en font une manifestation de la syphilis héréditaire ;

2° Ceux qui, après Panas, en font une affection cachectique ;

3° Ceux qui en font une affection scrofuleuse ;

4° Enfin, ceux qui tendent à faire de la kératite parenchymateuse un trouble de nutrition analogue aux arrêts de développement que la syphilis s'approprie souvent, mais non exclusivement. Elle ne serait donc ni cachectique, ni scrofuleuse, ni syphilitique exclusivement.

En dehors de ces recherches purement cliniques, des recherches expérimentales étaient faites par Raehlmann, en 1877, reprises en 1883 par Du Bourguet ; enfin, en 1888, Haltenhoff publiait une observation de kératite parenchymateuse chez une chienne, observation qui pourrait devenir le point de départ d'une série d'expériences intéressantes.

On voit donc quel historique complexe est dévolu à la kératite parenchymateuse. Les quelques notions qui en découlent étaient absolument nécessaires pour la clarté de l'exposition des chapitres suivants.

CHAPITRE DEUXIÈME.

Définition.

———

Si nous essayons de définir la kératite parenchymateuse, nous nous trouvons en présence de deux théories.

Suivant les uns, dont l'opinion se trouve résumée
dans la thèse de Desmazes (Paris, 1875), la kératite
parenchymateuse ou interstitielle est un travail mor-
bide de la cornée caractérisé anatomiquement par une
augmentation de volume et une dégénérescence graisseuse des cellules étoilées dont le contenu devient
trouble, et physiquement par une opacification disséminée siégeant à différentes profondeurs et sur des
points plus ou moins nombreux de la couche cornéenne proprement dite.

Pour d'autres, dont l'opinion est plus en rapport
avec les données actuelles de la science, la maladie est
la résultante d'une irritation permanente qui appelle
au sein du tissu cornéen transparent un flux d'éléments qui ne s'y trouvent d'ordinaire qu'en petit nombre, et cela dans le but d'un travail de résorption utile
à remplir (Conheim, Sœmisch, Abadie). Quelques au-

teurs se sont demandé s'il y avait là un travail inflam-
matoire ou simplement un trouble de nutrition.

Pour Broussais, qui avait une théorie spéciale de
l'inflammation, la cornée n'étant pas vasculaire, son
inflammation n'existe pas. Cette théorie est inadmis-
sible, car il faudrait alors rayer du cadre nosologique
les kératites à réaction violente et les abcès de la cornée, affections inflammatoires s'il en est. De plus, en
admettant que la cornée ne soit pas vasculaire, nous
verrons à propos de la symptomatologie que dans la
kératite parenchymateuse, il se fait une infiltration
vasculaire destinée à la résolution des phénomènes
morbides.

Küss se basant sur l'opinion de Virchow, que l'effet
initial de l'inflammation réside dans l'irritation des
éléments anatomiques, admet parfaitement l'inflammation de la cornée en ce qui concerne la kératite
parenchymateuse.

His localise l'irritation de la cornée dans les cellules
étoilées qui deviennent troubles et granuleuses, ainsi
que l'avait constaté Virchow. Cette irritation amène
une véritable inflammation.

Robin, Conheim, Broca n'admettent pas cette inflammation.

Pour Robin, en effet, la kératite n'est qu'un trouble
nutritif secondaire à l'inflammation des tissus voisins,
ce trouble étant caractérisé par une dégénérescence
graisseuse des cellules étoilées, tissu nutritif de la
cornée.

Conheim admet que les éléments cellulaires pro-
viennent des vaisseaux irrités à travers lesquels ils

diapédèsent, et nie par le fait toute kératite primitive.

Quant à Broca, il considère la cornée comme l'analogue du cartilage, des ongles, des dents, et n'admet pas pour elle la possibilité de s'enflammer : si elle s'opacifie, c'est que l'on a simplement un trouble de nutrition.

Ce trouble de nutrition est, suivant les uns, en rapport avec une diathèse (scrofule, lymphatisme, impaludisme, syphilis), et dans ces cas, nous nous trouvons en face d'un élément irritatif à éliminer ; l'élimination se faisant par l'œil comme elle se fait par les autres lymphatiques de l'individu (Gayet).

Pour d'autres, la kératite parenchymateuse serait due à un trouble local de nutrition, causé par une lésion nerveuse de la cornée ou par des lésions des artères ciliaires qui ont été signalées par Jakowlewna Pulcheria, ou du cercle ciliaire, que Galezowski a décrites cette année.

Malheureusement, la rareté des examens anatomo-pathologiques de kératite parenchymateuse ne nous permet pas de résoudre cette question d'une façon définitive.

Enfin, nous devons signaler que dans quelques cas de kératite parenchymateuse, on se serait vu en présence de gommes spécifiques de la cornée (Denarié, thèse de Lyon, 1883).

De nombreux qualificatifs ont été donnés, à défaut de définition, à la kératite dont nous nous occupons ici : c'est la kératite disséminée de Desmarres, la kératite interlamellaire de Sichel, la kératite plastique, la kératite interstitielle diffuse de de Wecker, la kératite hérédo-syphilitique de Hutchinson, la kératite cachectique de Panas, la cornéite scrofuleuse — mais elle est généralement connue sous le nom de kératite interstitielle ou kératite parenchymateuse.

Cette dénomination a l'avantage d'indiquer la localisation de la lésion principale de la maladie sans rien faire préjuger de sa pathogénie.

Nous croyons pouvoir définir la kératite parenchymateuse une infiltration progressive du parenchyme cornéen par des cellules migratrices appelées par un élément irritatif. Ces cellules se disposent autour des cellules cornéennes, les envahissent, se déplacent peu à peu et finalement disparaissent de la cornée à la suite d'une infiltration vasculaire, sans presque laisser de traces sur leur passage.

———

CHAPITRE TROISIÈME.

Anatomie pathologique et physiologie pathologique de la kératite parenchymateuse.

Un seul examen anatomopathologique de kératite parenchymateuse a été fait par Virchow sur la cornée d'un malade d'Albert de Graefe.

Dans tous les travaux que nous avons été amené à consulter, nous avons vu avec étonnement les modifications fantaisistes que l'on avait fait subir à la description pourtant si claire et si précise de Virchow. Nous voulons bien admettre que lorsque cet examen a été pratiqué, les phénomènes de la diapédèse et de la migration des globules blancs étaient inconnus, mais cependant les faits observés par Virchow sont précis et indéniables.

Nous croyons donc utile de citer l'examen fait par Virchow, tel qu'il a été exposé dans sa Pathologie cellulaire :

« Quand on me remit la cornée en question, il me sembla qu'elle était opaque et tuméfiée dans toute son épaisseur. Les vaisseaux périphériques étaient gonflés et dilatés par le sang. Dès que j'ai fait une coupe perpendiculaire à la cornée, je vis en grossissant faiblement que l'opacité n'était en aucune façon régulière et qu'elle ne portait que sur une zone limitée à un tissu. Cette zone est si caractéristique, que j'ai trouvé le cas intéressant au point de vue de la théorie.

« L'opacité (fig. 1) commençait immédiatement au côté postérieur et au pourtour de la cornée, tout près de la membrane de Descemet, au point où s'insère l'iris. L'opacité s'étendait, formant pour ainsi dire des marches d'escalier jusqu'à une faible distance de la surface extérieure. Ici, elle continuait horizontalement sa marche pour finir par redescendre du côté opposé. Il s'était formé une sorte d'arc-en-ciel opaque, traversant toute la substance de la cornée, n'attaquant pas la surface externe et en respectant la partie moyenne de la face interne. Si on admet que la cornée se nourrit aux dépens de l'humeur aqueuse, il est impossible d'expliquer cette opacité, car il eut fallu que la couche la plus postérieure fut attaquée. Si, au contraire, la lésion venait du dehors, l'opacité eut dû résider sous les couches les plus antérieures. Si l'altération dépendait du système vasculaire, nous eussions dû la trouver à la périphérie de la cornée, car les vaisseaux se trouvent en ce point et sont rapprochés de la face antérieure. Enfin, si ces modifications avaient dépendu du système nerveux, nous eussions dû trouver une disposition de l'opacité réticulée et parallèle à la surface, mais non un arc semblable à celui que je viens de vous montrer.

« Etudions l'altération dont je vous parlais avec un plus fort grossissement, vous verrez, et il vous sera

VIRCHOW. (Pathologie cellulaire.)

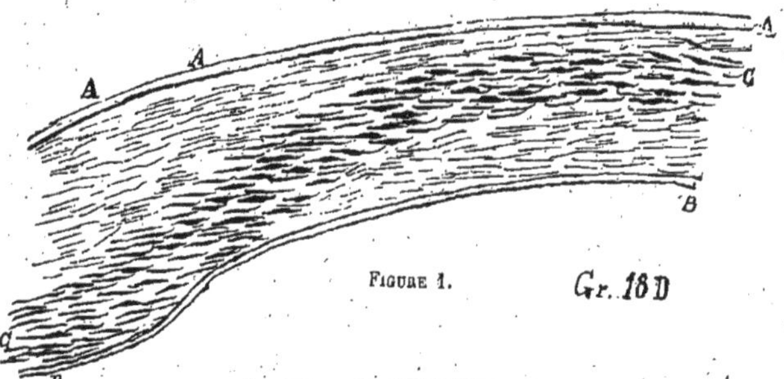

Figure 1.   Gr. 18 D

KÉRATITE PARENCHYMATEUSE.

AA Côté extérieur de la cornée.
BB Côté intérieur de la cornée.
CC Zone trouble avec les corpuscules de la cornée augmentés de volume.

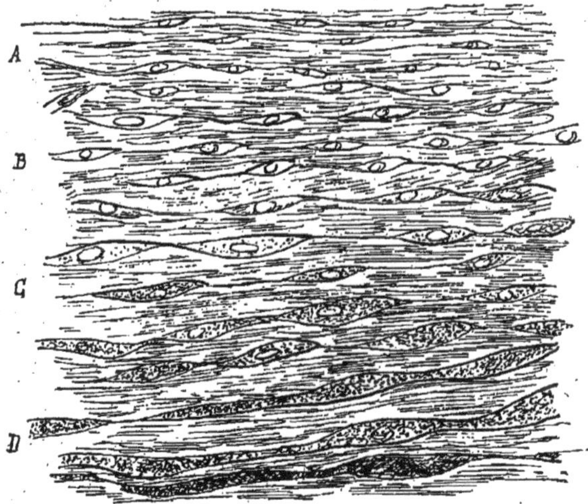

Figure 2.   Gr. 350 D.

KÉRATITE PARENCHYMATÉUSE A UN PLUS FORT GROSSISSEMENT.

A Corpuscules de la cornée à l'état à peu près normal.
B Corpuscules de la cornée augmentés de volume.
C Corpuscules de la cornée augmentés de volume dont le contenu se trouble.
D Corpuscules de la cornée augmentés de volume dont le contenu est troublé.

aisé de le constater dans tous les cas de kératite, vous verrez l'altération porter spécialement sur les cellules ou corpuscules de la cornée. A mesure que vous vous rapprochez du point opaque en allant de dedans en dehors ou de dehors en dedans, vous verrez ce corpuscule devenir plus volumineux et moins transparent, en dernier lieu, vous ne trouverez plus que des cordons épais, ressemblant à des canaux (fig. 2).

« Pendant que ces éléments augmentent de volume et qu'ils subissent cette hypertrophie aiguë, le contenu des cellules devient plus opaque et c'est à la seule opacité du contenu que l'on doit l'aspect blanchâtre de la cornée enflammée puisque la substance fondamentale est entièrement exempte de lésions. Cette altération est due, en partie à l'existence de particules de nature graisseuse, de sorte que la lésion prend le caractère d'une dégénérescence.

« Je n'aurais pas hésité à penser que la cornée ne finisse par avoir été détruite si M. de Graefe ne m'avait assuré avoir vu des cas analogues se terminer par guérison. Du reste, rien ne démontre que les choses ne puissent se passer de la sorte, les cellules existent encore, et si leur contenu peut être enlevé, il est possible que la transparence puisse de nouveau être rendue à la cornée. »

Les travaux de Staube, His, Weber, Rindfleisch, Langhans, Conheim, Hoffman, Recklinghausen, Stricker, Birsh-Hirschfeld, Leber, qui ont étudié sur la cornée les phénomènes de l'inflammation, ont modifié dans ses détails la description des cellules que nous avait donnée Virchow.

Ces auteurs admettent que ces granulations qui parsèment les cellules fondamentales et leurs canaux anastomotiques, ne sont que des globules blancs en migration ou des cellules fixes néoformées.

Pour Vulpian, Cornil et Ranvier, Recklinghausen, la prolifération des cellules fixes jouerait un rôle prépondérant; pour Conheim, Haller, Eberth, Ziegler, Leber au contraire ce seraient les cellules migratrices qui seraient en plus grand nombre (fig. 3, empruntée aux Cliniques de M. le Professeur Gayet).

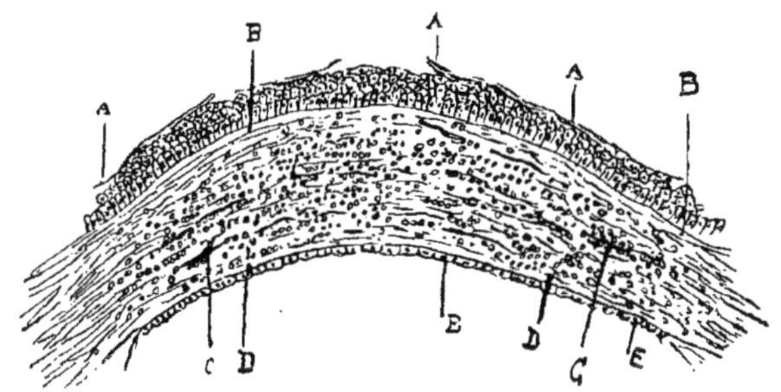

FIGURE 3.

AAA Epithelium cornéen.
 BB Membrane de Bowman.
CCC Substance fondamentale et corpuscules cornéens envahis
       par les cellules migratrices.
 DD Membrane de Descemet.
  E Endothelium.

Il faut dire que la théorie de Conheim est adaptable à tous les faits observés dans la kératite interstitielle. Cette maladie affecte toutes les allures d'un processus dans lequel l'élément cellulaire venu d'ailleurs pénètre le parenchyme, s'y disperse, s'y déplace et finalement disparait sans presque laisser de trace de son passage.

S'appuyant sur les travaux de Conheim, Nicati et Leber, M. le professeur Gayet émet une hypothèse très plausible pour expliquer la marche de la kératite parenchymateuse.

« Quelle peut être la cause de ce mouvement anormal? A qui en ont ces éléments migrateurs qui se pressent dans la cornée ? Telles sont les questions que nous devons nous poser. Malheureusement, dans l'état actuel de la science, il nous est impossible d'y répondre d'une manière précise, mais il ne nous est pas défendu de hasarder des hypothèses auxquelles les découvertes modernes semblent donner quelque valeur. Vous les prendrez pour ce qu'elles valent et les abandonnerez si le moindre fait positif vient les contredire.

« Vous ne m'accuserez pas de pétition de principe, parce que je vous ai déclaré que je me plaçais résolument pour expliquer la kératite parenchymateuse sur le terrain de la syphilis héréditaire. Qu'est-ce à dire, et comment peut agir cette diathèse ? Par une exception singulière, la plus nettement virulente des maladies attend encore la découverte de son agent, et nous ne pouvons pas même dire s'il est de nature microbienne ou bien s'il faut le ranger dans l'ordre des poisons engendrés ou conservés dans l'économie. Quoi qu'il en soit, nous avons le droit de supposer une substance nocive, introduite comme on le sait et se répandant dans l'organisme où elle se cantonne, silencieuse d'abord, pour s'éliminer plus tard en produisant les accidents qui lui sont spéciaux. La partie non éliminée peut rester, je le répète, silencieuse et innocente pendant des années, mais qu'une cause vienne à réveiller ses qualités malfaisantes et à mettre en jeu sa nocivité, il faut que l'élimination recommence et que de nouveaux accidents se manifestent. Ce que nous disons pour l'organisme qui a reçu le virus, nous pouvons le redire pour un autre qui n'est que l'expansion du premier, pour celui de l'enfant qui en est issu.

« Aujourd'hui, nous comprenons mieux l'hérédité, et nous savons que dans les combinaisons de fécondation les éléments des deux sexes peuvent porter avec eux des substances morbigènes qui se développent dans et avec l'individu. Rien de surprenant donc, si un enfant de syphilitique grandit avec un agent nocif sommeillant quelque part dans ses organes. Le voilà donc bien préparé à des poussées. Celles-ci, nous le savons, se font volontiers sur les follicules dentaires, et quelqu'opinion que l'on ait sur les discussions de Parot et de Magitot, on ne saurait douter que la dentition ne soit profondément altérée par le virus vénérien héréditaire. Les os aussi peuvent être atteints ainsi que les synoviales, celle du genou en particulier. Enfin l'œil lui-même, en raison des propriétés émonctoriales que nous tenons à lui reconnaître, peut devenir le siège de l'élimination, et voilà la cornée qui donne passage à un courant liquide dans lequel figure le virus syphilitique.

« Tel est vraisemblablement l'irritant en vertu duquel se fait l'appel des leucocytes ; il n'est ni assez violent, ni assez septique pour provoquer des accidents locaux redoutables, mais il est suffisant pour entretenir dans la membrane des rassemblements plus ou moins copieux et capables de se déplacer. Tant que

dure le travail éliminateur, les phénomènes continuent
et ils s'éteignent avec lui ; de là, à la fois, la persistance du mal et la guérison habituellement complète
qui lui succède. L'altération épithéliale et la formation
de la couronne vasculaire, ne sont que des consé-
quences de la lésion primitive et disparaissent avec
elle. Il n'est pas non plus difficile de comprendre que
si le travail pathologique a été très actif et s'il a été
durable, il peut y avoir quelques détériorations de tissu
capables de laisser des traces persistantes.

« Encore une fois, ce que je viens de vous exposer
n'est qu'une théorie incomplétement démontrée, mais
contre laquelle je ne vois se dresser aucun fait positif ;
je la garde donc en attendant sa justification; mais
prêt à l'abandonner si on trouve mieux.

« Il faut, pour comprendre la marche du mal, se
rendre compte de ces phénomènes de circulation lymphatique qu'ont expliqués les travaux de Schwalbe,
Leber, etc., et que démontrent certaines expériences,
comme les injections de fluorescéïne. On voit alors les
liquides venir des profondeurs de l'œil, passer par la
pupille, puis atteindre la cornée et l'envahir de la
périphérie au centre; on suit la marche de ces solutions
irritantes, et on les voit exciter le mal et le propager
dans les directions où elles marchent elles-mêmes. »

Telles sont, appliquées à la cornée, l'anatomie pathologique et la physiologie pathologique de la kératite
parenchymateuse. Nous devons dire que jusqu'à pré-
sent l'anatomie pathologique est très incomplète ; on
n'a étudié que les lésions cornéennes et l'on ne connaît
pas l'explication ou les rapports des phénomènes pa-

thologiques concomitants observés par Jakowlewna Pulcheria, du côté des artères ciliaires, et par Galezowski, du côté du cercle ciliaire.

D'après Galezówski, dans les kératites interstitielles dues à la syphilis héréditaire, on trouve dans le cercle ciliaire des plaques disséminées dans l'ora serrata, qui s'étendent quelquefois sur le segment postérieur, mais le plus souvent confinées à la région ciliaire. Ces points seraient dus à de la choroïdite atrophique syphilitique.

· Nous devons aussi signaler un cas de kératite parenchymateuse observé à Lyon, où l'on a pu faire anatomopathologiquement le diagnostic de gomme de la cornée (Denarié, thèse de Lyon, 1883), et que, dernièrement, M. Von Hippel, de Heidelberg, émettait une théorie absolument nouvelle de la kératite parenchymateuse.

Pour lui, l'altération cornéenne consisterait dans une vascularisation, une infiltration cellulaire et aussi une dégénération de la substance fondamentale. Ces diverses altérations amènent un épaississement de la cornée. Les autres parties de l'œil montreraient des phénomènes inflammatoires dont la physionomie anatomique se rapprochent beaucoup du tubercule, quoi qu'il n'ait pas été constaté de bacilles, cependant, on pourrait penser, d'après lui, qu'il s'agit d'une infection tuberculeuse à l'état naissant, dans beaucoup de cas de kératite parenchymateuse.

Quoi qu'il en soit, nous pouvons dire, en résumé, avec M. le professeur Gayet, que dans la kératite parenchymateuse, il y a eu dans le tissu cornéen une

invasion de cellules lymphoïdes échappées par diapédèse de leurs vaisseaux naturels, et le processus tout
entier nous apparaît comme le mouvement d'une horde
venue de régions plus ou moins lointaines, traversant
un pays par ses routes sans y exercer de ravages,
puis disparaissant pour aller se perdre dans d'autres
horizons.

CHAPITRE QUATRIÈME.

Symptomatologie.

———

Dans la symptomatologie de la kéralite parenchymateuse, nous étudierons, en un premier paragraphe,
les symptômes oculaires, la marche, la terminaison,
les complications oculaires que l'on observe, et dans
un deuxième, les lésions concomitantes le plus souvent observées du côté des autres organes du malade.

Pour cette dernière partie, nous nous mettrons le
p'us possible à l'abri de tout parti pris d'école, nous
contentant de signaler, d'après les nombreuses observations que nous avons lues, ou d'après les travaux
antérieurs, des types de lésions, et nous essayerons de
les classer par ordre de fréquence.

Nous laisserons complètement de côté tout ce qui
a rapport au traitement de la maladie, n'ayant à en-
visager la question qu'au point de vue étiologique.

PARAGRAPHE PREMIER.

A.

Symptômes observés du côté de l'œil.

Avec Desmazes et d'après Galezowski, nous pouvons distinguer trois périodes dans la kératite parenchymateuse.

Nous retrouverons toujours ces trois périodes, et, à part quelques modifications de détail qu'il serait impossible de ne pas rencontrer dans une étude toute clinique, la marche de la maladie est toujours la même.

Ces trois périodes sont :

1º La période d'infiltration ;

2º La période de vascularisation ;

3º La période de résolution.

Pour faire aussi complète que possible l'étude de chaque période, nous distinguerons dans chacune :

a) Les signes physiques ou objectifs ;

b) Les signes physiologiques ou subjectifs signalés par le malade.

c) Les troubles des régions périkératiques.

1º PÉRIODE DITE D'INFILTRATION.

a. — *Troubles physiques.*

La maladie débute toujours par un seul œil. Au début de l'affection, on trouve un trouble cornéen très léger, disséminé sur toute la cornée, mais surtout vers les parties centrales de cette membrane. Ce trouble est très difficile à constater et ne peut être vu qu'à l'éclairage oblique. On sait que sous un pareil éclairage la cornée même normale prend un aspect trouble, mais cet aspect est homogène et la cornée conserve toute sa transparence quand on l'examine normalement à sa surface.

Dans la kératite parenchymateuse, au contraire, le trouble que l'on observe est irrégulier; on constate des opacités légères irrégulièrement disposées, en forme de grains, séparés les uns des autres par un trouble diffus à peine perceptible. On n'observe guère cette disposition et cette période de début que chez les malades dont un œil est déjà atteint de kératite parenchymateuse et dont l'autre commence à se prendre.

Quelquefois on observe aussi un changement de coloration de l'iris, la couleur devient moins franche que de l'autre côté; on voit moins bien les détails de sa structure, mais ce changement de couleur n'est pas dû, comme dans une hémorragie intra-oculaire, à une infiltration de l'iris par le pigment sanguin, ou comme dans l'iritis à un trouble de nutrition, mais simplement à ce que la teinte grisâtre de la cornée assombrit et diffuse les teintes que l'on aperçoit par translucidité. La difficulté avec laquelle on aperçoit l'iris s'augmente de jour en jour, généralement sur un seul côté de la cornée tout d'abord, et l'on peut alors se rendre compte de ce nous avancions tout à l'heure à propos de la coloration de l'iris. — Le malade de l'observation 18 nous a offert un superbe exemple de ce fait.

Nous verrons cependant qu'il y a des cas où des

complications peuvent se produire du côté de l'iris,
mais nous les étudierons plus tard.

L'infiltration devient plus opaque et envahit peu à
peu toute la cornée. Dans cette infiltration diffuse, on
rencontre des taches blanc-grisâtres, opalines qui,
isolées d'abord, se réunissent et se séparent par des
parties plus transparentes de la cornée. Ces taches
sont mobiles, il est rare qu'au bout de deux ou trois
jours elles n'aient pas changé de place.

D'autres fois on peut voir une de ces taches prendre
une teinte jaune et présenter l'aspect et l'évolution
d'un abcès de la cornée. (Obs. 19.)

A ce moment la cornée perd son poli, devient ru-
gueuse par places, comme si on avait détruit l'épithélium à l'aide de fines piqûres d'aiguille. Ce dépoli est
analogue à celui que l'on rencontre dans certaines
formes de kératites par troubles nerveux; mais ici il
faut remarquer que l'exquise sensibilité tactile de la
cornée est intégralement conservée.

En même temps la cornée prend une teinte générale
de pierre à fusil.

Souvent aussi le mal débute par une opacité plus ou
moins étendue, de forme circulaire qui semble partir
de la sclérotique pour envahir la cornée. En regardant
à la lumière oblique, on trouve toujours le limbe cornéen un peu ulcéré à ce niveau alors que le reste de la
cornée est sain.

D'autres fois le début peut avoir lieu par le centre de
la cornée se présentant à son pôle antérieur sous la
forme d'un nuage ou d'un anneau plus saturé sur les
bords; alors, en regardant à la loupe, on aperçoit,

tranchant sur la teinte opaline de la cornée, une certaine quantité de points ou de barres divergentes plus saturées qui donnent à l'ensemble un aspect granité suivant l'expression de Panas.

Tantôt le début se fait sous forme de deux arcs, l'un supérieur, l'autre inférieur, séparés par un espace de cornée saine : tantôt, enfin, les opacités sont irrégulièrement disséminées sur toute l'étendue de la cornée.

Toujours à la fin de cette période la cornée est tuméfiée et fait une saillie plus considérable que du côté sain.

b. — *Symptômes physiologiques.*

Au début de cette période, le malade constate un obscurcissement de la vue très léger qui s'augmente peu à peu. C'est généralement le premier symptôme qu'il accuse. Quelquefois il a une sensation de picotement ou de corps étranger sur l'œil, une photophobie légère qui, dans certains cas, peut devenir très intense (mais dans ces cas on constate souvent de l'iritis), — un peu de larmoiement accompagne cette sensation de gêne qui, dans la majorité des cas, ne va pas jusqu'à la douleur.

Jamais on ne trouve de fièvre ou d'anorexie.

c. — *Régions périkératiques.*

On observe un peu d'injection de la conjonctive et une teinte spéciale de la sclérotique. Tout autour de la cornée, mais principalement dans les parties avoisinant les infiltrats cornéens, il existe un cercle ou un arc violacé qui, examiné à la loupe, se décompose en une multitude de ramuscules sanguins abordant le limbe cornéen ; c'est ce que l'on appelle le cercle scléral périkératique. Du côté de la conjonctive, au contraire, on ne voit que quelques vaisseaux gorgés de sang qui se ramifient et ne tardent pas à se perdre à quelque distance de la cornée.

Quelquefois à la fin de cette période, mais le plus souvent au début de la suivante, le malade ressent le commencement de phénomènes analogues sur l'œil sain jusqu'alors. Cette propagation est la règle dans la kératite parenchymateuse, sauf dans certains cas bien caractérisés sur lesquels nous aurons à revenir par la suite à propos de l'étiologie. C'est dans les cas où l'on a à faire à une kératite parenchymateuse double que la physionomie du malade devient caractéristique.

2° DEUXIÈME PÉRIODE DITE DE VASCULARISATION.

a. — *Troubles physiques.*

Lorsque presque toute la cornée est envahie par le processus d'opacification, il se produit un phénomène de vascularisation cornéenne.

Généralement à la partie supérieure, puis à la partie inférieure de la cornée, on voit, s'avançant de la périphérie vers le centre, une série de vaisseaux très fins, mais très serrés les uns contre les autres, si bien que pour certaines personnes non exercées, il semble y avoir là un épanchement sanguin.

Ces vaisseaux font saillie à la surface externe de la cornée. A l'éclairage oblique, on voit très nettement le ressaut qui existe à la limite de cette sorte de pannus.

Pour expliquer la formation de ce pannus, Broca admet une action réflexe exercée par la cornée irritée sur les vaisseaux scléroticaux, par l'intermédiaire des nerfs cornéens; les vaisseaux scléroticaux se dilatent considérablement, émettent par l'extrémité convexe de leurs arcades vasculaires des prolongements qui envahissent la cornée.

Cet envahissement se fait de la périphérie au centre, parfois de toute la circonférence cornéenne, si bien que celle-ci devient absolument rouge écarlate.

Mais le plus souvent l'envahissement n'est pas total ; dès que l'arc supérieur et l'arc inférieur du pannus se sont développés sur une hauteur de 3 à 5 millimètres, le développement des vaisseaux s'arrête et la troisième période commence.

Bien que les vaisseaux semblent n'être que superficiels, l'examen anatomo-pathologique montre qu'ils occupent tous les étages de la cornée.

b. — *Troubles physiologiques.*

A cette période, on observe de la chaleur et de la pesanteur de l'œil atteint, la vue est complètement impossible, le malade n'a plus que la sensation du jour ;

mais le larmoiement très intense et la photophobie ne permettent pas au malade d'ouvrir les yeux. On observe souvent à cette période du blépharospasme.

c. — Troubles périkératiques.

L'injection périkératique est très intense : à cause de l'irritation extrême de l'œil, on observe souvent un certain degré de chémosis, de gonflement des paupières ; des rhagades apparaissent à l'angle externe de l'œil.

3° TROISIÈME PÉRIODE DITE DE RÉSOLUTION.

a. — Troubles physiques.

Dans cette période, on voit les opacités cornéennes se résorber peu à peu, et, dans les cas heureux, disparaître tout à fait. Généralement, la disparition de ces opacités se fait en allant des plus anciennes vers les plus nouvelles, il semble que les globules blancs traversent la cornée d'un point à un autre, diamétralement opposé sans laisser de traces, les vaisseaux venant au-devant d'eux pour aider à leur résorption. Les vaisseaux reculent au fur et à mesure que les opacités centrales disparaissent.

Une vascularisation abondante semble favoriser la résorption de l'exsudat et des globules blancs migrateurs ; dans les cas où la vascularisation n'intervient pas franchement, l'opacité s'éternise et la durée de la maladie s'en trouve considérablement augmentée.

Dans la plupart des cas, il reste cependant quelques légères opacités; la cornée est sablée de taches indélébiles se présentant sous forme de nébulosités pommelées. Ces opacités n'ont aucune importance quand elles sont périphériques, mais dans les cas où elles sont centrales, elles gênent considérablement la vision et une pupille artificielle est nécessaire.

Dans les cas les plus défavorables (Obs. 11), la cornée est complètement couverte par cette opacité, la vision est à jamais compromise et les malades ne conservent plus que la notion du jour et de la nuit.

De tels accidents se produisent lorsque la durée de l'affection est suffisante pour compromettre la nutrition de la cornée ou lorsque la vascularisation s'est établie d'une manière incomplète.

Peu à peu, en un temps qui peut varier de quinze jours à plusieurs mois, les phénomènes inflammatoires disparaissent, les opacités se résolvent et la transparence de la cornée revient complète ou à peu près.

Outre les taches que nous avons signalées, le plus souvent les malades conservent presque toujours un certain degré d'astigmatisme irrégulier qu'il est assez difficile de corriger.

b. — *Troubles physiologiques.*

Les troubles physiologiques, qui étaient à leur apogée au début de cette période, diminuent de plus en plus, l'état local s'améliore, la vue revient, la photophobie diminue et le larmoiement disparaît. Ce qui est le plus longtemps à revenir, est la vision nette des objets.

c. — *Troubles périkératiques.*

L'injection scléroticale diminué, le spasme des paupières s'amende. toute trace de rougeur ou d'inflammation conjonctivale disparaît, l'œil revient à sa coloration normale.

Telles sont d'une manière générale les trois périodes que suit la kératite parenchymateuse. Elles sont plus ou moins accusées, suivant les malades, durent un temps plus ou moins long, entraînent des complications ou des suites plus ou moins graves, mais la marche de la maladie est en somme toujours la même.

———

B.

Marche. — Durée. — Terminaison.

La kératite parenchymateuse est une maladie insidieuse et chronique d'emblée.

Elle débute toujours par un seul œil, mais fréquemment atteint l'autre par la suite, sauf dans une catégorie de cas qui paraît bien spéciale. L'autre œil devient malade généralement de dix jours à trois semaines après le premier, c'est-à-dire au moment de la période d'état ; comme à ce moment le malade a l'attention fixée sur ses yeux, il prévient de suite son médecin qui peut alors étudier l'évolution de la mala-die dès son début.

Cette succession dans les périodes s'observe dans tous les cas, et c'est l'œil le premier atteint qui arrive le premier à la période de résolution et à la guérison.

La durée de la maladie est très variable suivant les cas. D'une durée de trois semaines chez les uns, elle tient les autres pendant six mois, et on en a vu d'autres chez lesquels les phénomènes inflammatoires disparaissaient seulement au bout de deux ans. Nous ne parlons pas ici de la durée des albugos qui est presque indéfinie.

Dans quelques cas, nous n'avons vu l'œil sain se prendre qu'après une période très longue; six mois chez la malade de l'observation 8.

Comme nous le disions à la fin du paragraphe précédent, la terminaison est variable : tantôt une restitution *ad integrum*, tantôt une opacité très épaisse couvre la cornée, et, entre les deux, on observe tous les intermédiaires.

Il est un fait à remarquer, qui d'ailleurs étonnait beaucoup Virchow, c'est que la cornée, dans ces cas, suppure très rarement. Dans l'une de nos observations (Obs. 19), nous avons observé la formation d'un abcès dans le tissu propre de la cornée. Cet abcès se caractérisait par un amas jaunâtre d'environ trois millimètres carrés, persistant toujours à la même place. Mais suivant le processus de la maladie, il se résorba peu à peu pour faire place à un leucome très épais qui s'amenda aussi par la suite.

La kératite parenchymateuse peut aussi récidiver
sur le même œil ; la malade de l'observation 8 que je
citais tout à l'heure avait une récidive à l'œil droit,
alors que son œil gauche se prenait.

C.

Complications oculaires. — Diagnostic. — Pronostic.

Les complications de la kératite parenchymateuse
qui se manifestent du côté de l'œil sont très nombreuses.

Quelquefois, la desquamation de l'épithélium cornéen fait place à de véritables ulcères torpides superficiels qui mettent beaucoup plus de temps à guérir
que la kératite elle-même, et qui entraînent toujours
la formation de néphélions et la production d'un astigmatisme irrégulier très intense. On a voulu voir dans
la formation de ces ulcères un phénomène nerveux ;
mais, d'une part, la sensibilité cornéenne est conservée, et d'autre part, on ne constate jamais de lésions
connexes du côté du trijumeau.

Les staphylomes cornéens se développent aussi
quelquefois à la suite de la kératite interstitielle ; le
processus de formation en est simple : en même temps
que la cornée s'infiltre, elle se gonfle et son tissu devient flasque ; la moindre augmentation de tension
intra-oculaire se traduit par une poussée du côté de la

cornée. Celle-ci étant incapable de résister, se bombe
et tend vers le kératocone, ou bien si cette diminution
d'élasticité ne se produit qu'en un point, c'est un sta-
phylome qui se développe.

Nous ne croyons pas devoir admettre une sclérite,
complication de la kératite parenchymateuse, la teinte
spéciale de la sclérotique étant due au développement
exagéré de ses vaisseaux.

Une des complications les plus fréquentes et les plus
redoutables de la kératite parenchymateuse est l'iritis.
Celui-ci se développe insidieusement derrière l'opacité
cornéenne ; aussi, entre les mains d'un observateur
non prévenu, en raison de la difficulté que l'on a de
surveiller cette membrane, lorsque les phénomènes de
résolution apparaissent, on se trouve en présence d'un
iris irrégulier, avec des synéchies postérieures tenaces, et même parfois un iritis plastique très intense.

Dans quelques cas (Obs. 19), l'iritis n'apparaît
qu'après la guérison de la kératite parenchymateuse,
alors que le malade a cessé tout traitement prophylac-
tique contre cette complication.

Dans les nombreuses observations que nous avons
pu consulter, nous avons quelquefois trouvé la choroïdite comme complication de la kératite parenchymateuse. D'après Galezowski, cette choroïdite serait
un des symptômes de la spécificité syphilitique héréditaire de la maladie. Elle se présente sous forme de
plaques disséminées dans l'ora serrata, et, bien que
confinées à la région ciliaire dans la majorité des cas,
elles pourraient s'étendre à la région postérieure. Ce
serait de la choroïdite atrophique syphilitique.

Les troubles du vitré s'observent aussi parfois. Nous avons entre les mains l'observation très intéressante (Obs. 25) d'un malade qui fut soigné à la clinique ophtalmologique à trois reprises :

La première fois, en 1884, pour une kératite parenchimateuse de l'œil gauche ;

La deuxième fois, en 1887, pour un iritis double et troubles du vitré ;

La troisième fois, en 1892, pour une choroïdite grave.

Il est tellement certain que les maladies de l'uvée peuvent avoir un retentissement cornéen de la nature de celui qui nous occupe, qu'il n'est jamais bien sûr, lorsqu'éclate la kératite interstitielle, qu'elle n'ait pas été préparée par une irido-choroïdite invisible. C'est cette opinion que Sichel traduisait par le nom de ophtalmie veineuse ou arthritique, qu'il donnait à la kératite parenchymateuse.

Les complications de la kératite parenchymateuse peuvent aller jusqu'à l'amaurose, ainsi que l'a signalé Desmarres.

Le strabisme, que l'on rencontre quelquefois à la suite de la kératite parenchymateuse, est un strabisme purement fonctionnel dû à un astigmatisme considérable ou à une tache cornéenne très opaque qui fait que le malade supprime la vision binoculaire.

Le diagnostic de la kératite parenchymateuse est en général facile à faire : l'attitude spéciale des malades sur laquelle nous allons revenir, le type des lésions cornéennes, la disposition des vaisseaux sont assez caractéristiques.

Néanmoins, il faut quelquefois faire le diagnostic avec la kératite vasculaire. — Dans celle-ci, la conjonctive est le point de départ des accidents ; il se produit une injection périkératique des vaisseaux conjonctivaux qui se prolongent jusqu'au bord de la cornée, s'y anastomosent et passent alors sur la cornée. Il se produit alors une prolifération abondante de cellules nouvelles et la formation de vaisseaux entre l'épithélium et la membrane de Bowman. Toujours il reste dans ce cas des opacités ou un pannus persistant. Ici, le pannus joue un rôle destructeur de la cornée, tandis que, dans la kératite parenchymateuse, l'injection vasculaire est réparatrice.

Dans certains cas, le diagnostic de la kératite parenchymateuse, avec certaines formes superficielles de kératite, est assez délicat à faire ; l'éclairage oblique seul peut nous guider dans cette distinction, de même en ce qui concerne la descéméïte.

Le pronostic doit toujours être très réservé, en raison de la longue durée de la maladie, des complications possibles et de la persistance des opacités cornéennes que l'on ne peut prévoir. Si, dans la majorité des cas, une telle kératite guérit, on ne peut déduire de la violence des accidents de début un pronostic pour la terminaison ; c'est généralement dans les cas où la cornée est complètement envahie par les vaisseaux que la résolution se fait le mieux. Quelquefois une kératite de faible intensité et de peu de réaction peut laisser des troubles indélébiles, tandis qu'une kératite très intense peut disparaître en deux ou trois mois sans laisser de traces.

PARAGRAPHE DEUXIÈME.

De l'état général des malades atteints de kératite parenchymateuse.

Nous étudierons dans ce paragraphe toutes les questions se rapportant au sexe, à l'âge, à l'habitat, à l'état de santé, aux antécédents personnels et héréditaires des malades atteints de kératite parenchymateuse

---

I. — FRÉQUENCE.

Quelques auteurs ont recherché quelle était la fréquence de la kératite parenchymateuse dans ses rapports avec les autres affections oculaires.

Sur 21 993 malades observés par Galezowski dans une période donnée :

3 878 étaient atteints d'affections cornéennes

et 215 de kératite parenchymateuse

d'où 1 kératite parenchymateuse sur 19 kératites quelconques et sur 102 malades. Soit environ 1 °/₀.

Du reste, les résultats les plus différents ont été donnés par les statisticiens à cet égard.

Suivant Grösz, de Budapesth, le rapport de la kératite parenchymateuse avec toutes les affections oculaires qu'il a observées, serait de 0,78 %.

Sedan, en Algérie, sur 6 000 malades relève 34 cas de kératite parenchymateuse, soit environ 1/200.

II. — SEXE.

D'après une statistique que nous avons faite en totalisant le nombre des observations de kératite parenchymateuse, publiées par Hutchinson, Watson, Haltenhoff, Parinaud, Trousseau, Lang, Loukaëtis et Hirschfeld, nous trouvons que sur 613 malades atteints de kératite parenchymateuse, il y a 275 hommes et 338 femmes, soit une proportion de 45 % d'hommes et 55 % de femmes.

Mais ici, si nous prenons tous les termes qui nous ont servi à faire cette statistique, nous trouvons de très grandes différences dans les chiffres publiés :

Hutchinson	trouve	39 %	d'hommes.
Watson	—	52	—
Haltenhoff	—	43	—
Parinaud	—	23	—
Trousseau	—	20	—
Lang	—	40	—.
Loukaëtis	—	52	—
Grösz	—	50,29	—
Hirschfeld	—	62	—
Sedan	—	42	—

Sur 37 cas que nous avons relevés à l'Hôtel-Dieu depuis 1888, nous trouvons 13 hommes et 24 femmes, soit 35,5 % d'hommes et 64,5 % de femmes.

D'après cette statistique, nous ne pouvons que conclure ceci, c'est qu'en général, le nombre des hommes atteints est un peu inférieur à celui des femmes.

III. — Age.

Voici un tableau qui, en résumant la statistique précédente, nous renseignera sur l'âge auquel on observe les cas de kératite parenchymateuse.

AGE	HUTCHINSON H.	HUTCHINSON F.	WATSON H.	WATSON F.	HALTENHOFF H.	HALTENHOFF F.	PARINAUD H.	PARINAUD F.	TROUSSEAU H.	TROUSSEAU F.	LANG H.	LANG F.	LOUKAETIS H.	LOUKAETIS F.	GROSZ	HIRSCHFELD H.	HIRSCHFELD F.
0 à 1	1							1					13		21,22 %		
1 à 5	3	6	1	4	4	10		1	2	2			21				
6 à 10	17	18	3	1	12	13	4	6		13	2	2	22	12	36,62 %		
11 à 15	11	27	2	1	7	3	2	7	3	8	6	12	7	27			
16 à 20	5	10	4	5	3	11	1	10	1	1	3	10	14	31	21,61 %		
21 à 25	1	2	3		2	1			1	6	4	5	9	12			
26 à 30		1		1		2			1		5	7	6		11,62 %		
31 à 40					1	1					3	2	2	7			
41 à 50					1							1			5,23 %		
51 à 60															3,19 %		
61 et au-delà															0,87 %		
TOTAL Femmes.		64		12		41		25		30		39		89			38
TOTAL Hommes.	38		13		30		7		8		23		94			62	

Soit, sur 613 malades { 275 hommes. / 338 femmes.

D'après ce tableau, nous pouvons remarquer que l'âge où, en général, on rencontre le plus grand nombre de cas, n'est pas le même, suivant le sexe.

En général, le maximum est de 6 à 12 ans chez les hommes et de 10 à 15 ans chez les femmes.

D'après notre statistique, faite à l'Hôtel-Dieu de Lyon, où l'on ne reçoit pas d'enfants jusqu'à l'âge de 11 ans, nous trouvons que pour la femme, le maximum de fréquence se trouve de 16 à 20 ans (14 cas sur 24 observés), et pour l'homme, de 6 à 15 ans, avec recrudescence de 21 à 25 ans.

Sedan, en Algérie, trouve une statistique à peu près conforme à la nôtre :

Hommes, 15 cas observés, 14 au-dessous de 15 ans.
Femmes, 34 cas — 11 — —
Le reste au-dessus.

IV. — Habitat.

Davidson avait attribué une grande importance au milieu dans lequel vivaient les malades.

La plupart des malades atteints, d'après lui, sont de la plus basse classe, mal logés, mal vêtus, mal nourris et exposés aux mauvaises conditions atmosphériques. La situation de l'habitation exercerait une grande influence sur le développement de la maladie : « Presque tous les malades, dit-il, viennent du bord de la mer, surtout des rivages exposés au vent d'est, ce qui en-

— 51 —

traîne, comme effet le plus constant de l'humidité, et un froid extrême durant tout l'hiver. »

M. le professeur Gayet nie cette influence extérieure sur le développement de la maladie : « Très fréquente chez les enfants pauvres, elle ne l'est pas moins chez les riches, chez celui dont la jeunesse se passe au milieu de toutes les ressources du luxe, que chez cet autre privé de tout. En rappelant mes souvenirs, je puis même vous déclarer, que les deux cas les plus longs et les plus intenses peut-être que j'aie observés, se sont déroulés chez des enfants dont les parents étaient très fortunés. »

Loukaëtis s'est attaché à rechercher quelle pouvait être l'influence du séjour à la campagne ou à la ville sur la maladie; nous donnons son tableau à titre de curiosité, bien qu'on puisse en conclure par la négation de cette influence :

AGE	HOMMES		FEMMES	
	Ville	Campagne	Ville	Campagne
0 à 1	7	6		
1 à 5	10	11		
6 à 10	13	9	5	7
11 à 15	3	4	14	13
16 à 20	6	8	15	16
21 à 25	3	6		12
26 à 30	2	4	2	5
31 à 40		2		
	44	50	36	53
	94		89	

V. — Saison.

La kératite parenchymateuse semblerait, toujours d'après Loukaëtis, se développer de préférence au moment des changements de saison, tout en se répartissant à peu près également sur toute l'année :

Janvier. . . .	28 cas.	Juillet. . . .	9 cas.
Février. . . .	8 —	Août	5 —
Mars.	18 —	Septembre .	9 —
Avril.	30 —	Octobre. . .	8 —
Mai.	9 —	Novembre .	4 —
Juin	38 —	Décembre. .	17 —

VI. — État de santé des malades au moment de l'attaque

A. — Dans presque toutes les observations que nous avons eues entre les mains, on insiste sur un état spécial du teint des malades ; ils sont pâles, mais non pas à la manière des scrofuleux ou des lymphatiques, mais d'une pâleur jaunâtre et terreuse rappelant de loin celle de la cachexie. Néanmoins, dans quelques cas, on signale des malades ayant un teint fleuri et normal.

B. — La peau des malades est en général épaisse et dure, grossière et flasque, surtout à la face ; rarement nous avons vu ces malades présenter une peau fine et souple.

C. — Le dos du nez est large et effondré, les maxillaires supérieurs atrophiés, ce qui donne aux malades une face aplatie et une physionomie toute spéciale.

D. — La lèvre supérieure n'est que très rarement tuméfiée, comme chez les lymphatiques ou les scrofuleux, et à la face, on rencontre très souvent des petits trous et des cicatrices provenant d'éruptions et d'ulcérations anciennes ; à la commissure des lèvres on rencontre souvent des cicatrices radiées.

E. — Mais les altérations qui ont le plus attiré l'attention sont celles que l'on rencontre du côté des dents et du maxillaire.

En général, la voûte palatine a subi l'influence de l'atrophie du maxillaire supérieur ; elle est très étroite, en forme de voûte ogivale très creuse.

Hutchinson avait établi d'une manière exclusive un rapport entre la forme des dents qui porte son nom et la kératite parenchymateuse. Mais en présence de faits nombreux contradictoires, il dut revenir sur son opinion.

D'une manière générale, nous pouvons faire quatre catégories des malades atteints de kératite parenchymateuse (1) :

    1° Malades dont les dents ne présentent aucune modification ;

    2° Malades dont les dents sont atteintes de carie ;

---

(1) La plupart des détails qui vont suivre sont empruntés aux leçons cliniques de M. Fournier.

3° Malades présentant des retards ou troubles dans l'évolution de la première et de la seconde dentition ;

4° Malades dont les dents présentent des modifications spéciales de leur structure.

1° Chez quelques malades (Obs. 7), l'examen le plus attentif ne peut faire découvrir la moindre altération dans le système dentaire de l'individu : ce sont les cas les plus rares.

2° La carie dentaire existe quelquefois avec la kératite parenchymateuse ; dans les thèses de Desmarres, Desmazes, Le Dauphin, on cite des observations où la carie dentaire est indiquée comme origine probable de la maladie.

Qu'il nous soit permis de citer ici une remarquable observation, due à Sous, de Bordeaux, d'une kératite qui apparaît quinze jours après le plombage d'une dent pour disparaître après le déplombage de la dent, pour réapparaître lors d'un nouveau plombage.

Y a-t-il là plus qu'une coïncidence ? Nous n'oserions l'affirmer.

3° Retards ou troubles dans l'évolution de la première et de la deuxième dentition. — Le retard observé peut varier de six mois à deux et même quatre ans ; beaucoup de malades, à 25 ans, n'ont pas leurs dents au complet : il manque deux ou quatre molaires et les autres dents ont apparu à des époques postérieures à celles généralement admises. Dans quelques cas (Desmazes), on a attribué à l'évolution douloureuse de la

dent de sagesse l'apparition de la kératite parenchymateuse.

4° Troubles de structure. — Les plus importants
sans conteste.

M. le professeur Fournier divise ces troubles de
structure en :

I. — Érosions dentaires.
II. — Microdontisme.
III. — Amorphisme dentaire.
IV. — Vulnérabilité.
V. — Dent d'Hutchinson.

I. — *Érosions dentaires.* — Les lésions observées sont
généralement multiples et affectent symétriquement
les dents homologues, c'est-à-dire qu'une incisive supérieure médiane étant affectée, on trouvera une lésion
analogue sur l'incisive médiane supérieure du côté
opposé (Parot-Magitot).

L'érosion dentaire est caractérisée par diverses
malformations qui ne sont que le résultat d'une formation originairement vicieuse datant de la vie intra-
folliculaire de la dent, et qui se traduit plus tard par
une usure apparente de la dent. On dirait qu'elle est
corrodée par un acide ou usée par une lime. Ce qu'il
importe de savoir, c'est que c'est une non formation et
non pas une perte de substance.

On peut ramener à trois types les aspects divers que
présente l'érosion :

A. — *L'érosion cupuliforme* caractérisée par de petites cupules creusées dans la dent, dont la grandeur
varie entre la pointe et la tête d'une épingle.

1

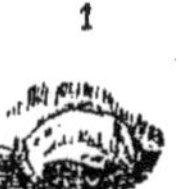

2

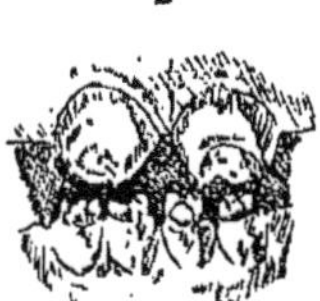

5

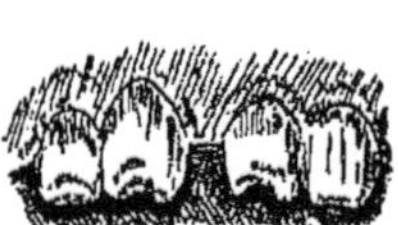

3

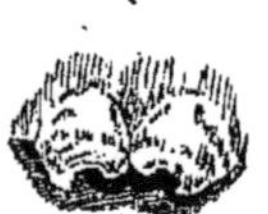

4

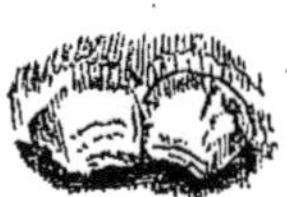

6

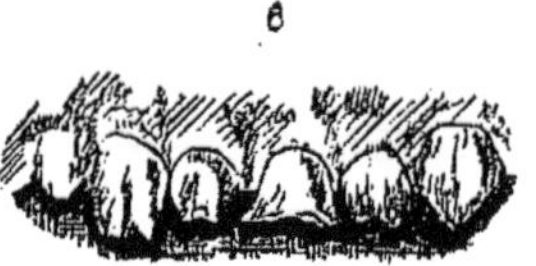

7

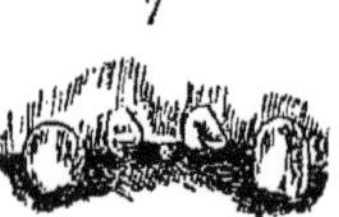

8

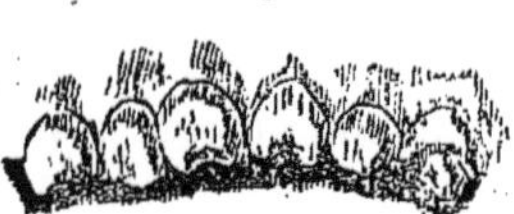

Types de dents observées chez des malades atteints de kératite parenchymateuse. (Emprunté à Hermet.)

1. — Incisive centrale supérieure permanente d'un garçon atteint de syphilis héréditaire. Sur cette dent, récemment percée, on voit une entaillure verticale au-dessous de laquelle se trouvent de petites épines (les seuls restes du milieu de la dent atrophiée).

2. — Dents incisives supérieures et quatre inférieures permanentes récemment percées, d'une fille syphilitique héréditaire. Les supérieures sont étroites et le milieu est mince, limité à la partie supérieure par une ligne en forme de croissant.

Les dents inférieures sont arrondies et exfoliées à leur extrémité. Toutes quatre sont petites et espacées. Le milieu, en forme de croissant, des dents supérieures est mince, et ces dents resteront dans l'état qu'on peut voir figure 3. Les extrémités exfoliées des dents inférieures sont destinées à se détacher sous peu.

3. — Incisives supérieures centrales d'un garçon de 15 ans, syphilitique héréditaire. Les dents sont petites, convergentes et réunies à leur extrémité inférieure. Sur chacune d'elles est une entaillure verticale.

4. — Ces dents ressemblent beaucoup à celles de la fig. 3, mais leur rétrécissement est plus marqué.

5. — Incisives supérieures d'une jeune fille de 17 ans, syphilitique héréditaire. Les incisives centrales sont largement écartées, étroites et avec des entaillures verticales, quoique leur longueur soit presque normale. Les incisives latérales ont une dimension et une forme normales.

Ces dents ont les caractères de la syphilis héréditaire plus marqués que celui des figures 3 et 4.

6. — Incisives supérieures et canines d'une jeune fille de 12 ans, syphilitique héréditaire. La canine droite est une dent temporaire, mais toutes les autres sont permanentes. Les incisives sont remarquables par l'inégalité de leurs dimensions et la différence de leurs formes. L'incisive centrale droite est très petite et entaillée ; l'incisive latérale droite a une dimension normale, les autres sont plus petites.

7. — Incisives centrales permanentes d'un garçon de 12 ans, syphilitique. Les dents centrales sont atrophiées ; quoique percées, elles n'ont jamais dépassé les gencives de plus d'une ligne.

8. — Dentition syphilitique très accusée, supérieure et permanente, chez une jeune fille de 16 ans. Les incisives centrales sont atrophiées, étroites et entaillées; les latérales sont aussi un peu atrophiées.

Le sommet de la canine gauche est remplacé par une entaillure au centre de laquelle se voit un petit tubercule.

Gandar   5

B. — *Erosion en sillon* constituées par des stries, des rayures, des rainures horizontales de la dent. M. Parot appelle cette déformation l'érosion sulciforme. Ces stries peuvent être en plus ou moins grand nombre sur la même dent. On en a constaté deux, trois et quatre ; elles sont parallèles et donnent à la dent l'aspect en gradin.

C. — *Erosion en nappe*. — Dans ce cas, la dent a perdu son aspect propre dans la plus grande partie de sa couronne. La dénomination indique suffisamment le genre de la malformation. Ajoutons que la partie de la dent où siège l'érosion est jaune sale. Si l'érosion envahit toute la dent, on aura le type de dent en gâteau de miel décrit par Hutchinson. Les érosions changent de caractère suivant les dents qu'elles affectent : les érosions des molaires ne ressemblent pas à celles des canines.

La malformation la plus importante est la dent à sommet atrophique : on dirait une dent composée de deux parties distinctes, une base normale avec un sommet formé par une dent plus petite, plus étroite, raboteuse et crénelée. Cette malformation appartient exclusivement à l'adolescence. Plus tard, le sommet disparaît et il reste une dent courte.

Les érosions des canines se distinguent par cette particularité, qu'on croirait que le sommet a été entaillé en V. Cette malformation a été appelée la brèche angulaire.

Les érosions des incisives présentent quatre types :

α. — Une échancrure comme la précédente.

β. — Une série de broches se réunissant ; dent en scie.

γ. — Un amincissement atrophique du sommet. On dirait que la dent a été pincée par les mors d'une pince.

δ. — La dent d'Hutchinson sur laquelle nous aurons à revenir.

Pour expliquer ces érosions dentaires, il existe trois doctrines différentes :

1° Doctrine éclamptique : émise par Magitot, qui estime que l'érosion dentaire ne se rencontre que chez les sujets ayant eu des convulsions dans le cours de leur première enfance, et qu'elle est en relation chronologique avec la convulsion. Cette assertion est exagérée, car si l'éclampsie produit parfois l'érosion, elle n'en est pas la cause unique, attendu qu'on la rencontre souvent chez des enfants qui n'ont pas eu de convulsions.

2° La théorie syphilitique qui a eu pour principaux promoteurs Hutchinson et Parot. Cette théorie est aussi exagérée, parce que l'érosion n'est pas toujours syphilitique. On la rencontre chez des enfants dont les parents n'ont jamais eu la syphilis. « Pour mon compte, j'ai un exemple, dit M. le professeur Fournier, fût-il unique, qui suffirait à établir ma conviction. Un de mes plus intimes amis, dont je connais la vie comme je connais la mienne, qui n'a pas eu la syphilis, a cependant un enfant, un adolescent, qui a des érosions dentaires. » Il existe encore d'autres preuves : la syphilis n'existe pas chez les animaux, et cependant, on peut observer chez eux des érosions dentaires.

3° La théorie de M. Fournier : les érosions sont des lésions banales, communes, que la syphilis s'approprie souvent, mais qui dérivent d'affections nombreuses. C'est un signe adjuvant, ce n'est pas un signe pathognomonique. L'érosion est un trouble de nutrition, le produit d'un arrêt momentané dans le développement de la dent, et on ne peut admettre que la syphilis seule puisse amener un arrêt de développement dentaire.

II. — *Microdontisme.* — Malformation caractérisée par une réduction de volume de la dent, qui peut être rapetissée dans tous ses diamètres (hauteur, largeur, épaisseur). Cette malformation n'est jamais générale, elle n'intéresse que les incisives ou une incisive. On constate tous les intermédiaires, depuis un microdontisme léger ne constituant pas une difformité, jusqu'au nanisme dentaire.

III. — *Amorphisme.* — L'amorphisme est l'état d'une dent qui s'écarte de sa configuration physiologique spéciale pour en prendre une qui s'en éloigne. Comme le microdontisme, il est presque toujours partiel et présente un grand nombre de variétés qu'on ne peut classer.

Tantôt les dents perdent le type de leur espèce ; les incisives, au lieu d'être plates, deviennent cylindriques comme les canines ou inversement une canine s'aplatit comme une incisive. Tantôt, c'est surtout sur le bord libre que porte la déformation ; au lieu d'être horizontal, comme à l'état normal, il est plus ou moins oblique. Tantôt ce sont des épaississements partiels de la couronne qui donnent à la dent une forme canne-lée, tantôt la dent est conique, semblable à une petite corne. D'autres fois, les formes sont encore plus va-riées : on a la forme en tricorne, en cheville rétrécie à la base, élargie au sommet, que Parot a décrit sous le nom de dent en hache. Enfin, le dernier degré est quelque chose d'informe qui ne ressemble pas à une dent.

IV. — *Vulnérabilité.* — Les dents affectées sont plus que les autres prédisposées à des dégénérescences ultérieures, à l'usure rapide, à la carie facile. Les rai-sons de cette vulnérabilité sont de divers ordres : la dent est mal défendue, mal protégée contre toutes les causes d'altération. Non seulement, la couronne d'émail qui la recouvre est incomplète, mais encore la subs-tance même de l'ivoire est malade en surface comme en profondeur.

Au lieu de la dentine normale, on a ce que les den-tistes appellent la dentine globulaire. Le peu d'émail qui reste est friable, plâtreux, peu adhérent et cra-quelé.

Ce sont là des conditions de résistance amoindrie de vitalité précaire et d'usure rapide, par le fait du trau-matisme masticateur. L'influence de ces causes se fait sentir plus ou moins rapidement, suivant les sujets, mais est quelquefois très précoce,

V. — Le type de dent sur lequel on a le plus discuté est celui que l'on a appelé la dent d'Hutchinson. Elle présente une échancrure semi-lunaire caractéristique, qui se combine avec six caractères mineurs inconstants :

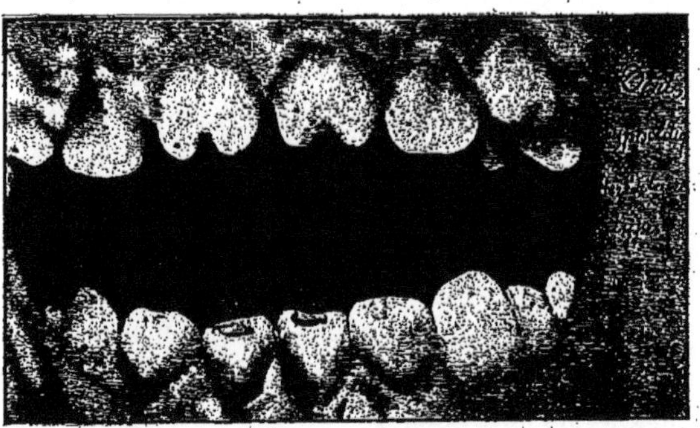

1° La dent présente des angles arrondis.
2°   —   —   un biseau antérieur du bord.
3°   —   est courte.
4°   —   étroite.
5°   —   en tournevis.
6°   —   oblique convergente.

On trouve ces caractères surtout sur les dents incisives médianes supérieures. Parot, contrairement à ce qu'avait avancé Hutchinson, a démontré que cette échancrure pouvait exister sur les dents de la première dentition. Cette malformation se modifie avec l'âge, l'échancrure disparaît par suite de l'usure de la dent. Généralement, après trente ans, on ne trouve plus de dents d'Hutchinson.

F. — Les lésions que nous venons de signaler sont celles que l'on rencontre le plus souvent. D'après une statistique empruntée à Hutchinson, nous devons y ajouter les lésions suivantes avec leur fréquence relative :

Surdité consécutive à une otorrhée. 17
Cicatrices du pharynx et du voile du palais . . . 11
Nodosités osseuses 9
Psoriasis de la face 4
Affections laryngées. 4
Blépharite tarsienne. 4
Destruction du nez par un lupus érosif 3
Adénite cervicale suppurée 3
Gonflement du genou. 3
Abcès lacrymal 3
Exfoliation des alvéoles dentaires de la mâchoire supérieure 2
Ectropion 1

G. — Lang, de Middlesex Hospital, a recherché le réflexe rotulien dans 62 cas de kératite parenchymateuse et le trouve normal dans 44 cas, anormal dans 18, et alors, il est presque toujours diminué.

H. — Nous avons quelquefois noté l'apparition de troubles gastriques ayant précédé de quelques semaines l'apparition de la kératite.

Dans quelques cas, nous avons constaté des troubles du côté des organes génitaux de la femme, consistant en retards dans la menstruation ou en arrêt des règles sans causes appréciables.

VII. — Antécédents personnels.

En général mal déterminés ; faiblesse de constitution, éruptions dans l'enfance, coryzas, quelquefois des
signes non douteux de manifestation de la syphilis
héréditaire ; d'autres fois, rien ne peut être décelé, on
ne trouve aucune maladie antérieure.

Quelques-uns ont eu des attaques de rhumatisme,
d'autres des manifestations d'impaludisme, d'autres
attribuent leur maladie à une atteinte précédente d'influenza, d'autres à la syphilis acquise.

En un mot, rien de net, rien de précis.

VIII. — Antécédents héréditaires.

Quelquefois, chez les parents de nos malades, on
trouve la diathèse arthritique ; tantôt la syphilis même
non avouée peut être reconstituée dans toutes ses
phases par l'interrogatoire ; mais, dans d'autres cas,
une pareille enquête n'aboutit à rien, et l'on doit se
baser sur d'autres signes pour établir l'existence de
cette diathèse.

Le meilleur signe que nous ayons à notre disposition
a été mis en relief par Parinaud : c'est la polyléthalité
des enfants. D'après la statistique qu'il a publiée portant sur 32 cas, 32 mères ont eu 160 grossesses, dont
75 enfants survivaient seulement au moment de l'observation du malade. Mais, ajoute l'auteur, ces chiffres
publiés en bloc ne donnent pas une idée suffisante de
la mortalité vraiment effrayante des enfants dans cer-

tains cas. Nous voyons, par exemple, dans l'Obs. III,
que le malade était le seul survivant de 12 grossesses,
de 10 dans l'Obs. VIII, de 8 dans les Obs. XI et XVI,
de 5 dans l'Obs. XIII.

On devra y joindre les signes de syphilis héréditaire
signalés par Fournier, et que l'on retrouve en grande
partie dans la description que nous avons donnée de
l'état de santé des malades au moment de l'invasion
de la kératite parenchymateuse.

CHAPITRE CINQUIÈME.

La kératite parenchymateuse chez les animaux
et recherches expérimentales.

————

La kératite parenchymateuse existe chez les animaux, en particulier chez les chevaux et les chiens. Elle est loin d'être rare chez ces derniers animaux. La marche qu'elle suit est analogue à celle que l'on observe chez l'homme. Il y aurait là une source abondante d'études de l'anatomopathologie complète et de l'étiologie de la kératite parenchymateuse, à laquelle on n'a pas assez songé jusqu'à ce jour.

Voici *in extenso* une observation de kératite parenchymateuse publiée par Haltenhoff, de Genève, et dont nous devons la traduction à notre excellent camarade et ami le Dr Lefebvre.

« Sans doute, la syphilis est, chez l'homme, la cause de la kératite interstitielle diffuse dans la plupart des cas. Mais une série d'autres maladies peut aussi la produire, comme l'anémie de croissance, la chlorose avec troubles de la menstruation, les maladies utérines, la malaria et peut-être aussi d'autres infections.

« On ne connaît pas, je crois, beaucoup de cas de cette

kératite chez les animaux domestiques. L'observation suivante me paraît pour cela n'être pas tout à fait indigne de la publication, à ce double point de vue de la théorie et de l'étiologie.

« Nana, une petite levrette de deux ans, gris souris, de noble race, me fut amenée, le 16 novembre 1887, presque complètement aveugle. Six semaines auparavant, on avait remarqué sur la cornée gauche une petite tache d'apparence blanchâtre qui, les jours suivants, rapidement, s'étendit et se propagea. — Deux semaines plus tard, l'œil droit fut pris de la même façon. Les yeux commencèrent à rougir et à sécréter un peu de mucus. L'animal fut mis en pension chez un vétérinaire pour y être soigné. Il y maigrit jusqu'à ce qu'on le ramenât chez son maître ; l'inflammation des yeux empirait toujours.

« Quand on me l'amena, je trouvai, en outre de quelque trouble et de quelque rougeur, les yeux fortement injectés en rouge sombre ; la cornée gauche est complètement opaque et rouge. Un trouble épais interstitiel occupe la cornée droite, si bien qu'à travers elle on ne peut voir trace de l'iris ou de la pupille. Il y a également une grande partie de la cornée couverte d'un pannus. Nous avons là absolument l'image de la kératite parenchymateuse des adultes à ce stade de vascularisation.

« On remarque, en outre, une odeur putride qui s'échappe de la bouche, sans qu'on puisse voir d'ulcérations ou aucun signe de stomatite.

« Jusqu'alors, Nana était bien portante ; elle vivait avec deux sœurs un peu plus âgées qu'elle, qui n'ont jamais eu mal aux yeux.

« Comme favorite préféré d'un jeune maître riche,
Nana fut, dès sa jeunesse, gâtée au point de vue de la
nourriture. Elle mangeait et buvait littéralement de
tout ce qui était servi à la table de son maître, entr'autres choses beaucoup de viande, de la salade bien
épicée, du café noir, de la bière, du vin blanc. Ses
compagnes, qui n'avaient pas de tels talents gastrono-
miques, se contentaient de soupe ou de nourriture plus
appropriée à la gent canine.

« En dépit de son nom, Nana, à un autre point de
vue, fut élevée chastement ; elle ne fréquentait pas les
chiens et sa virginité n'avait eu à souffrir d'aucune atteinte. Il y aurait à expliquer cette forme de kératite
par un trouble général de nutrition à la suite d'une
mauvaise direction dans le choix des aliments.

« Le régime de l'animal fut réduit à du lait et à de la
soupe au lait, avec 0 gr. 50 d'iodure par jour. Sur son
œil, on applique des compresses avec une solution
chaude de sublimé, de l'atropine une fois par jour, de
la vaseline au sulfate de cuivre à 2 °/₀. Le résultat du
traitement ne se fit pas attendre et confirma l'étiologie
que nous avions prévue. Quatre semaines après, je
trouvai que l'infiltration épaisse et diffuse s'éclaircis-
sait ; dans la zone marginale, on observait une forte
régression des vaisseaux néoformés et une amélioration de la conjonctivite. Ces progrès étaient surtout
remarquables à l'œil gauche premier pris.

« Trois mois plus tard, subsiste encore quelque
trouble ; les pupilles sont devenues claires et libres,
l'amélioration paraît se maintenir, l'haleine fétide a
disparu. »

Des expériences ont été faites en 1877 par Raehlmann, et en 1882 par Du Bourguet.

Raehlmann fait autour de la cornée une série de piqûres et trouve qu'il se développe une inflammation de la cornée présentant la marche de la kératite parenchymateuse, et aboutissant toujours à une guérison parfaite tant qu'il n'y a pas eu de destruction de tissu.

Du Bourguet fait chez des lapins des sections circulaires de la scléro-cornée, et arrive à former des opacités diffuses bientôt envahies par une vascularisation abondante, comme dans la kératite parenchymateuse, et conclut en disant que les troubles observés sont dus à des troubles de nutrition.

Nous pensons que des expériences faites en injectant des solutions irritantes dans l'œil, analogues aux injections de fluorescine, de Leber, pour étudier la marche de la lymphe dans cet organe, injections d'irritants chimiques ou de produits microbiens, seraient d'un très grand secours pour établir d'une façon nette et indéniable le processus anatomopathologique de la maladie qui nous occupe.

DEUXIÈME PARTIE

Revue critique des diverses étiologies attribuées à la kératite parenchymateuse.

ÉTIOLOGIE

DE LA KÉRATITE PARENCHYMATEUSE

La question de l'étiologie de la kératite parenchymateuse a soulevé bien des discussions. Que l'on se reporte
aux quelques mots d'historique que nous avons indiqué
dans la première partie de cet opuscule, et à l'index
bibliographique que nous avons établi, on verra l'im-
mense quantité de publications faites sur ce sujet.

Mais à côté de l'étiologie viennent se ranger une
foule de questions très importantes, telles que les rapports de la syphilis héréditaire avec le rachitisme, la
scrofule, toutes les théories du scrofulate de vérole, de
la cachexie, de ses signes et de ses causes.

Dans les chapitres qui vont suivre, nous nous atta-
cherons à étudier seulement les travaux faits sur l'étiologie de la kératite parenchymateuse. Nous avions
pensé donner au moins une idée des questions que

nous venons de signaler, mais le cadre de notre travail eût été singulièrement étendu.

Nous nous bornerons donc à étudier les rapports de la kératite parenchymateuse, signalés avec :

      I. — La syphilis héréditaire.

     II. — La syphilis acquise.

    III. — La scrofule et le tempérament lymphatique.

    IV. — Le rachitisme.

     V. — L'impaludisme.

    VI. — La goutte et le rhumatisme.

   VII. — Les troubles observés du côté des organes génitaux de la femme.

 VIII. — Le travail de la dentition.

    IX. — La tuberculose.

     X. — Un trouble de la nutrition.

CHAPITRE PREMIER.

La syphilis héréditaire cause de la kératite parenchymateuse.

––––––

En 1840, Velpeau disait, dans son *Traité sur les maladies des yeux*, que la syphilis pouvait être une des causes de la kératite parenchymateuse.

C'est Hutchinson qui, le premier, réunit un faisceau de preuves suffisant pour faire admettre par ses contemporains la certitude de la coïncidence de la syphilis dans les antécédents héréditaires des malades observés.

Voici, d'ailleurs, les conclusions du mémoire de Hutchinson :

1° Étant donné que cette ophtalmie se présente avec des caractères bien tranchés, il est probable, à priori, qu'elle est déterminée par une cause simple et définie.

2° Les sujets affectés ont presque invariablement une physionomie particulière et se ressemblent habituellement tous.

3° Presque toujours les incisives centrales supérieures permanentes sont petites et présentent des entaillures particulières.

4° Dans la plupart des cas, les particularités auxquelles nous faisons allusion ne ressemblent en rien à celles que l'on rencontre dans la scrofule. Au contraire, les sujets strumeux ou tuberculeux ont habituellement une belle coloration et de grandes dents blanches.

5° Je n'ai pas encore vu un seul malade atteint de kératite interstitielle qui fût phtisique, et très peu avec une adénite cervicale.

6° L'aîné des enfants est affecté de préférence, ce qui s'accorde bien avec l'hypothèse de syphilis et très peu avec celle d'adénite cervicale suppurée.

7° Elle atteint les filles préférablement aux garçons et arrive habituellement dans les familles où plusieurs enfants sont morts en bas âge.

8° Elle se rencontre dans toutes les classes de la société, chez les gens qui se nourrissent bien et chez ceux qui se nourrissent mal, chez ceux qui vivent dans les habitations les plus saines (bords de la mer), et chez ceux qui habitent dans les quartiers populeux.

9° Dans la majorité des cas où j'ai cru devoir interroger les parents, j'ai pu constater tous les symptômes habituels de la syphilis infantile.

10° J'ai quelquefois obtenu l'aveu d'accidents spécifiques infantiles survenus chez les frères et sœurs des malades.

N° de l'observation	Sexe	Âge de l'invasion	Âge à l'admission	Œil affecté	Place dans la famille (ordre de naissance)	Place (pend. survivants)	Total des naissances	Total des enfants vivants	Maladies concomitantes	Dents	Physionomie	Histoire des enfants	Histoire des parents	Remarques
1	M	4	4	Les deux	10	6	11	7		Du lait.	Caractéristique.	Suspectes.	Niée.	Cornée éclaircie en deux mois.
2	F	2	14	Id.	P.N.	1	13	6		Caractéristiques.	Id.	Niée.	Syph. chez les deux	Deux sœurs. Diathèse la plus caractéristique chez l'aînée.
3	F	11	12	Id.	P.N.	2	10	6		Suspectes.	Id.	Id.	Id.	
4	F		12	Id.	2	1	6	4	Blépharite, surdité.	Pas notées.	Id.	Concluante.	Suspecte.	
5	M	4	14	Id.	P.N.	P.N.	P.N.	5		Pas notées.	Id.	Suspecte.	Aucune recherche.	
6	F	18	6	Id.	P.N.	1	10		Nodosités, abcès lacrymaux. Gonfl. des deux genoux, céphalalgie, épilepsie.	Caractéristiques.	Id.	Pas notée.	Niée.	
7	F	12	16	Id.	2	1	4	2		Id.	Id.	Très suspecte.	Aucune recherche.	
8	F	12	16	Id.	P.N.	1	7	4		Id.	Id.	Pas notée.	Id.	Deux sœurs. Pas de renseignements.
9	F	13	15	Id.	P.N.	P.N.	7	4	Nodosités sur le tibia.	Id.	Id.	Id.	Id.	
10	M	11	11	Id.	P.N.	4	11	3		Id.	Suspecte.	Suspecte.	Syph. chez le père.	Amélioration par spécifiques.
11	M	18	18	Id.	2	2	7	3		Id.	Id.	Id.	Syph. chez les deux.	Id.
12	F	12	16	Id.	1	1	P.N.	P.N.		Id.	Id.	Concluante.	Syph. chez le père.	Amélioration par iodure.
13	F	5	6	Id.	P.N.	5	12	P.N.		De lait.	Id.	Très suspecte.	Syph. chez les deux.	Amélioration par spécifiques.
14	M	16	16	Droit	1	1	P.N.	P.N.	Nodosités, abcès chroniques, hypertrophie ganglionnaire.	Suspectes.	Normale.	Concluante.	Aucune recherche.	Mère a eu syph. avant son mariage.
15	M	8	8	Les deux	1	1	3	1		Caractéristiques.	Caractéristique.	Id.	Syph. chez les deux.	Frère aîné a eu une kératite.
16	F	18	18	Gauche	P.N.	3	P.N.	7		Id.	Suspecte.	Pas de recherches	Syph. chez la mère.	La sœur a eu les deux yeux pris.
17	M		16	Les deux	P.N.	3	P.N.	4		Id.	Pas caractéristique.	Id.	Pas de recherches.	
18	F		20	Id.	1	1	P.N.	P.N.		Id.	Caractéristique.	Suspecte.	Id.	
19	F	1	6	Id.	4	1	4	1		Id.	Id.	Concluante.	Syph. chez le père.	Kératite interst. vraie, douteuse au début.
20	F	2	4	Id.	4	2	5	3	Nodosités, ganglions suppurés, exfoliation de l'alvéole.	De lait.	Id.	Id.	Syph. chez les deux.	Syph. infantile chez sœur aînée.
21	M	14	14	Id.	1	1	6	4		Exfoliées.	Id.	Id.	Aucune question.	
22	F	8	8	Id.	1	1	3	3	Surdité après otorrhée.	2 dents pas d'entaillures.	Id.	Id.	Syph. chez le père.	Traitement spécifique, guérison.
23	F	19	19	Id.	P.N.	P.N.	P.N.	P.N.			Id.	Pas notée.	Concluante.	
24	M	8	21	Id.	P.N.	P.N.	P.N.	P.N.	Surdité après otorrhée.	Suspectes.	Suspecte.	Concluante.	Pas notée.	La malade est nourrice au moment de la maladie.
25	F	23	23	Gauche	P.N.	2	P.N.	P.N.		Id.	Id.	Pas notée.	Concluante.	
26	M	10	12	Les deux	2	1	4	2		Caractéristiques.	Caractéristique.	Niée.	Pas notée.	
27	M	8	8	Id.	1	1	3	3	Surdité après otorrhée. Cicatrices au palais. Nodosités.	Id.	Id.	Suspecte.	Niée.	Rechute après guérison apparente.
28	F	8	8	Gauche	P.N.	2	14			Pas notées.	Id.	Id.	Suspecte.	
29	F	9	20	Les deux	7	1	11	5		Caractéristiques.	Id.	Concluante.	Id.	
30	M	18	22	Id.	P.N.	P.N.	P.N.	P.N.		Id.	Id.	Pas notée.	Pas de questions.	
31	F	8	8	Id.	P.N.	1	9	2		Pas notées.	Id.	Suspecte.	Syph. chez les deux.	
32	F	11	11	Id.	P.N.	1	8			Id.	Id.	Id.	Pas notée.	Bons effets du traitement spécifique.
33	F	14	17	Id.	P.N.	P.N.	15		Surdité après otorrhée. Ganglions cervicaux suppurés.	Id.	Id.	Id.	Pas d'interrogation.	Frère atteint. Obs. 86.
34	M	3	6	Id.	3	3	5			Première dentition.	Id.	Id.	Id.	
35	F		15	Id.	1	1	13	8		Pas notées.	Id.	Id.	Id.	
36	F	4	9	Id.	4	1	9	1	Nodosités, ulcérations au pharynx, blépharite.	Id.	Id.	Id.	Id.	Staphylome de la cornée droite.
37	F	10	11	Id.	P.N.	1	P.N.	1	Ulcérations du nez et du voile du palais.	Id.	Nez détruit.	Niée.	Syph. chez les deux.	Latente jusqu'à dix ans.
38	F	6	15	Id.	1	1	3	3	Surdité et aphonie.	Id.	Caractéristique.	Concluante.	Concluante.	
39	M	6	17	Id.	3	1	10	4	Destruction du voile du palais et du nez.	Id.	Nez entièrement détruit.	Niée.	Niée.	
40	F	9	9	Id.	2	P.N.	6	3		Id.	Caractéristique.	Concluante.	Niée.	
41	F	5	19	Id.	P.N.	P.N.	P.N.	P.N.	Surdité avec otorrhée, psoriasis de la face.	Id.	Id.	Pas d'informations.	Pas d'informations.	A eu probablement une maladie de la choroïde.
42	F	7	8	Id.	P.N.	P.N.	P.N.	P.N.	Destruction du nez et du palais.	Id.	Id.	Id.	Id.	
43	F	11	14	Id.	P.N.	1	P.N.	P.N.	Nodosités des deux tibias.	Id.	Pas notée.	Id.	Les deux parents morts.	
44	F	10	10	Id.	1	1	P.N.	5		Caractéristiques.	Caractéristique.	Très suspecte.	Suspecte.	
45	M	13	13	Id.	1	P.N.	P.N.	P.N.		Id.	Id.	Pas d'historique.	Id.	Mère dans un asile d'aliénés.
46					1	P.N.	P.N.			Id.	Id.	Id.	Pas d'informations.	Id.
47	F	12	13	Id.	1	P.N.	5	3	Douleurs périostiques crâniennes.	Id.	Suspecte.	Id.	Pas notée.	
48	F	12	12	Id.	P.N.	1	1	3		Id.	Caractéristique.	Suspecte.	Syph. chez les deux.	
49	M	15	15	Id.	1	1	2	2		Caractéristiques.	Concluante.	Concluante.	Syph. chez le père.	Sa sœur a souffert d'un iritis.
50	M	7	10	Id.	1	3	14	8		Id.	Pas d'informations.	Pas d'informations.	Suspecte.	Id.
51	M	7	7	Id.	3	P.N.	P.N.	P.N.		Presque normales.	Concluante.	Concluante.	Pas d'informations.	C'étaient le frère et la sœur, l'aînée avait souffert davantage.
52	F	7	19	Id.	P.N.	P.N.	P.N.	P.N.	Enrouement.	Caractéristiques.	Pas d'historique.	Pas d'historique.	Id.	Frère plus caractéristique encore.
53	M	11	4	Id.	P.N.	2	P.N.	P.N.		Id.	Id.	Id.	Id.	
54	F	16	19	Id.	2	2	13	7		Id.	Suspecte.	Id.	Id.	
55	M	13	14	Id.	2	4	7	5		Id.	Presque normale.	Id.	Syph. chez les deux.	Frères et sœur, symptômes infantiles avec éruption.
56	F	14	17	Id.	4	P.N.	9			Id.	Caractéristique.	Concluante.	Pas notée.	
57	M	19	15	Droit	4	1	3	3	Surdité après otorrhée.	Id.	Id.	Pas notée.	Id.	
58	M	8	12	Les deux	1	1	6	2	Id.	Id.	Id.	Id.	Id.	Plusieurs enfants nés avant la maladie des parents.
59	M	10	16	Id.	5	1				Id.	Id.	Concluante.	Syph. chez les deux	
60	M	13	17	Id.	2	2		3		Particulières.	Presque celle de santé.	Pas d'informations.	Pas d'informations.	
61	F	15	17	Id.	2	3	6	3	Surdité, ulcérations de la lèvre.	Caractéristiques.	Pas notée.	Id.	Id.	
62	F	15	15	Id.	P.N.	1	11	8		Id.	Caractéristique.	Pas notée.	Pas notée.	
63	F	12	12	Id.	2	1	3	1		Id.	Id.	Concluante.	Syph. chez les deux.	
64	M	12	12	Id.	3		3	1		Id.	Id.	Pas d'informations.	Syph. chez la mère.	Adénite cervicale, surdité d'un côté consécutive à otorrhée.
65	M	14	15	Id.	1	1	6	1	Ganglions cervicaux, surdité.	De lait.	Id.	Suspecte.	Pas d'informations.	
66	M	14	15	Id.	1	1	1	1		Caractéristiques.	Id.	Pas notée.	Id.	
67	M	8	8	Id.	5	1	5	3	Enrouement, surdité, nodosités cubitales.	Id.	Id.	Concluante.	Id.	Les deux parents morts.
68	M	10	10	Id.	4	1	6	2		Id.	Id.	Pas notée.	Syph. chez le père.	La mère était morte.
69	M	8	8	Id.	5	1	6	2		Id.	Id.	Concluante.	Très suspecte.	Une sœur plus jeune a eu kératite interst.
70	M	8	8	Id.	5	1	6	2		Id.	Suspecte.	Id.	Syph. chez le père.	
71	F	15	15	Id.	6	3	6			De lait.	Pas notée.	Pas notée.	Id.	
72	F	7	6	Id.	P.N.	1	P.N.	1	Ankylose d'un genou.	Caractéristiques.	Caractéristique.	Id.	Pas notée.	Orphelin.
73	F	7	5	Id.	2	1	4	1		Id.	Id.	Concluante.	Niée.	
74	F	13	13	Id.	3	3	5	3	Cicatrices du voile du palais.	Id.	Id.	Id.	Syph. chez les deux.	Premier né après que parents aient contracté la syphilis.
75	M	9	9	Id.	4	P.N.	11	8	Périostite, impétigo.	Bonne forme.	Id.	Niée.	Pas d'informations.	
76	F	10	32	Id.	3	3	13	9	Un peu sourde, ganglions hypertrophiés.	Caractéristiques.	Pas caractéristique.	Suspecte.	Pas notée.	
77	F	8	8	Id.	2	1	3	1		Suspectes.	Caractéristique.	Concluante.	Syph. chez les deux.	
78	M	8	8	Droit	P.N.	3	8	3	Hydrocéphale, idiot, gangl. hypertrophiés.	Caractéristiques.	Id.	Suspecte.	Niée par la mère.	Il est probable que syph. a été contractée après la naissance des enfants plus âgés.
79	F	16	18	Les deux	P.N.	P.N.	P.N.	P.N.		Id.	Suspecte.	Pas notée.	Pas notée.	
80	F	11	15	Id.	1	1	P.N.	2	Surdité complète.	Id.	Pas caractéristique.	Concluante.	Syph. chez le père.	Un frère a eu syph. héréditaire.
81	M	11	11	Gauche	4	4	6	6	Exostoses du tibia.	Id.	Id.	Pas notée.	Pas notée.	Un frère a perdu l'œil.
82	M	6	6	Les deux	P.N.	P.N.	P.N.	P.N.		Id.	Id.	Très suspecte.	Id.	
83	M	6	6	Id.	1	1	4	3	Ganglions cervicaux.	Id.	Caractéristique.	Caractéristique.	Syph. chez les deux.	
84	M	13	15	Id.	2	2	4	2	Destruct. du voile palatin, ganglions.	Pas notées.	Id.	Pas notée.	Pas d'informations.	
85	F	24	29	Id.	3	1	15	5		Caractéristiques.	Pas caractéristique.	Id.	Id.	
86	M	11	11	Id.	P.N.	2	5	5		Id.	Caractéristique.	Très suspecte.	Id.	Sa sœur a eu une kératite. Obs. 33.
87	F	8	18	Id.	5	1	10	4	Ulcérations du palais.	Id.	Pas caractéristique.	Niée.	Syph. chez les deux.	
88	F	8	18	Id.	P.N.	P.N.	P.N.	P.N.	Nodos. crâniennes, hydrocéphalie, surdité.	Id.	Caractéristique.	Très suspecte.	Pas d'informations.	
89	F	10	10	Id.	8	1	8	1		Id.	Id.	Concluante.	Id.	
90	M	12	12	Id.	1	1	7	5		Id.	Id.	Pas notée.	Id.	Cas très grave.
91	F	8	8	Id.	3	1	3	1		Pas notées.	Id.	Concluante.	Syph. chez les deux.	
92	F	11	11	Id.	5	1	4			Normales.	Pas caractéristique.	Douteuse.	Pas d'informations.	
93	F	11	11	Droit	2	1	6	3	Psoriasis de la face.	Caractéristiques.	Suspecte.	Pas notée.	Niée.	Quelques doutes sur le diagnostic.
94	M	11	11	Id.	1	1	4	4	Adhérences de l'iris dans l'autre œil.	Une dent type.	Id.	Petite vérole à un an.	Pas d'informations.	
95	F	6	6	Les deux	P.N.	P.N.	P.N.	P.N.	Deux papilles occluses par adhérences de l'iris.	De lait.	Caractéristique.	Suspecte.	Id.	Cas très intéressant.
96	F	6	27	Id.	1	1	7	4	Surdité, ulcérations palatines.	Caractéristiques.	Id.	Pas notée.	Id.	A eu un iritis étant enfant.
97	F			Id.	2	1	2	2		Id.	Id.	Concluante.	Id.	Id.
98	F	21	21	Gauche	P.N.	2	P.N.		Épilepsie.	Id.	Normale.	Pas notée.	Id.	Son père a présenté dents et physique de syphilis héréditaire.
99	F	25	26	Les deux	5	1	9			Id.	Caractéristique.	Id.	Id.	Les accès épileptiques étaient particuliers.
100	F	25	26	Id.	P.N.	4	17		Surdité, adhérences de l'iris.	Id.	Id.	Id.	Id.	La malade était ouvrière.
101	F	12	12	Id.	2	1	2	2		Suspectes.	Suspecte.	Niée.	Seul. chez les deux.	Le frère avait souffert de syph. hérédit.
102	F	18	18	Id.	3	1	9	3	Choroïdite et iritis.	Caractéristiques.	Caractéristique.	Suspecte.	Syph. chez le père.	

(1) P.N. signifie pas noté.

11° Comme je l'ai mentionné plus haut, l'hypertrophie des ganglions lymphatiques est rare chez les malades atteints de kératite ; par contre, d'autres affections plus étroitement unies à la syphilis qu'à la strume, telles que les exostoses, les ulcérations du palais, le lupus érosif, lui sont communes. (Clinical Memorial, 1853.)

De 1857 à 1859, Hutchinson publie douze nouvelles observations, d'après lesquelles il émet des conclusions identiques.

Nous reproduisons ici le tableau des observations qui ont servi à Hutchinson pour établir ses conclusions.

Ce tableau est emprunté à l'ouvrage de Hermet sur la syphilis héréditaire et ses complications oculaires : il nous montre d'après quelles données Hutchinson établissait l'hérédité de la syphilis et ses rapports avec la kératite parenchymateuse.

Donc, les affirmations d'Hutchinson sont formelles :
la kératite interstitielle est d'origine syphilitique héréditaire et devient même un des symptômes de cette
diathèse.

En 1860, Stanley publie deux nouvelles observations
avec dents du type de Hutchinson, et dans lesquelles
l'existence de la syphilis héréditaire était établie par
des aveux.

Galligo cite un cas de cette maladie survenue chez
un enfant dont le père seul était syphilitique.

En 1863, Watson publie une série de vingt-cinq cas,
dans lesquels il établit l'étiologie, d'après la physionomie et le caractère des dents. Dans deux cas seulement, il dit que l'on pourrait peut-être douter que la
syphilis héréditaire soit nécessairement la cause de la
maladie. Il ajoute qu'il a observé d'autres cas de kératite parenchymateuse, cas qui n'ont pas été classés et
dans lesquels les signes de la kératite étaient accompagnés des signes d'autres diathèses coexistantes, telles
que la scrofule ou quelque cachexie infantile, et qu'il
ne lui semble pas que l'existence de la syphilis héréditaire puisse empêcher la coexistence d'un état scrofuleux constitutionnel.

Gavin, Magni, Haller publient des cas concluant
dans le même sens.

En 1866, Mooren proteste contre les affirmations de
Hutchinson, en niant les relations des lésions dentaires avec la kératite parenchymateuse.

En 1871 a lieu, à la Société de Chirurgie, une grande
discussion sur les rapports de la syphilis héréditaire
et de la kératite parenchymateuse.

Desmarquay, Giraud-Teulon, Dolbeau, soutiennent la théorie d'Hutchinson contre M. Panas.

Pendant ce temps, Nettleship publie un cas de kératite interstitielle, accompagné de choroïdite et de rétinite, qu'il met sur le compte de la syphilis héréditaire.

Davidson fait connaître deux cas de kératite accompagnés de lésions dentaires et de surdité qu'il rapporte à la même étiologie.

En 1875, Desmarres en publie encore quelques cas sûrs de syphilis héréditaire.

En 1879, dans sa thèse inaugurale, M. le professeur agrégé Augagneur, considérant la kératite interstitielle comme un signe de syphilis héréditaire, décrit ainsi le type idéal d'un malade atteint de syphilis héréditaire tardive. Ce serait :

« Une jeune fille de 18 à 20 ans, présentant des traces de kératite interstitielle; ses incisives érodées en croissant seraient petites et irrégulières, l'ouïe en partie ou totalement perdue par suite d'otorrhées fréquentes, les organes génitaux, ayant les attributs de la virginité, seraient petits, le pénil et les aisselles glabres, les mamelles sans saillie, la menstruation à peine parue. Ajoutez à cela des lésions tertiaires, et vous avez ainsi le type complet de la syphilis héréditaire tardive. »

Hoch publie, en 1881, des observations de kératite interstitielle, en relation avec un iritis spécifique, le tout étant d'origine héréditaire.

Parinaud, disant que la syphilis héréditaire n'a pas de lésions pathognomoniques, la caractérise par l'association de la kératite interstitielle, des lésions dentaires et des fausses couches de la mère. Il nie, par contre, l'importance de la surdité, troisième facteur de la triade d'Hutchinson, et il conclut :

a. — Sur 32 observations dont se compose ma statistique, dans 23, la syphilis des parents est établie, soit par les aveux, soit par la coexistence de trois faits, kératite interstitielle, altérations dentaires, fausses couches de la mère.

Si on rapproche cette statistique de celle de Hutchinson, des observations rapportées par Giraud-Teulon et de celles de Fournier, l'influence de la syphilis héréditaire sera désormais indiscutable.

b. — 32 mères ont eu 160 grossesses, dont 75 enfants seulement survivaient au moment de l'observation des malades. Les fausses couches et la mortalité des enfants en bas âge existent surtout avant la naissance de l'enfant, atteint de kératite interstitielle, tandis que les grossesses ultérieures ont généralement un résultat plus favorable.

Tenant compte, non seulement, des enfants vivants, mais de toutes les grossesses de la mère, et comparant les résultats de ces grossesses avant et après la naissance de l'enfant atteint de kératite, nous voyons que la kératite interstitielle est la manifestation atténuée de la syphilis des parents.

Cette conclusion est encore légitimée par la circonstance suivante : un certain nombre d'enfants atteints de kératite hérédo-syphilitique n'ont pas eu de syphilis infantile.

Enfin, on ne peut pas dire que la kératite intersti
tielle hérédo-syphilitique soit une lésion spécifique,
car dans certains cas, elle n'est que la manifestation
d'une syphilis atténuée des parents et, dans d'autres,
peut être sous la dépendance d'affections autres que
la syphilis.

Abadie, en 1884, admet, sans contestation possible,
l'influence de la syphilis héréditaire dans la production
de la kératite interstitielle. Il fixe même l'époque de la
conception de l'enfant, par rapport à la syphilis :
« C'est, lorsque l'enfant a été conçu au moment où la
syphilis s'éteint d'elle-même, ou bien, est modifiée par
le traitement.

M. le professeur Gayet se montre, dès cette époque,
partisan de l'opinion d'Abadie, il ajoute que l'apparition de la kératite en question, chez des jeunes gens
de belle apparence et son évolution régulière chez eux,
semblerait encore une preuve de l'origine diathésique,
car il est commun de voir la syphilis donner lieu à de
semblables phénomènes.

En 1887, Trousseau publie une statistique, d'après
laquelle, sur 40 observations, 36 malades présentent
des signes plus ou moins certains de syphilis héréditaire, très nombreux dans 18 cas, nets encore dans 10
autres, mais peu nombreux dans les 9 derniers. Il conclut en disant que la kératite parenchymateuse est bien
une manifestation de la syphilis héréditaire tardive qui
a été établie 21 fois par des aveux.

De Wecker, Galezowski, Gorecki partagent ces opinions.

Haltenhoff (1887), après une période où il doutait de l'influence de la syphilis héréditaire pense, qu'au contraire, elle joue un rôle prépondérant dans l'étiologie de la kératite interstitielle. Il la reconnaît comme cause dans plus de la moitié des cas de kératite parenchymateuse bilatérale.

En résumé, nous pouvons dire que l'opinion qui veut que la kératite parenchymateuse soit d'origine syphilitique, a été admise par nombre d'auteurs et des plus compétents. Tout d'abord, la syphilis héréditaire fut considérée comme le seul facteur, puis comme facteur prépondérant.

Il est impossible, devant les observations publiées, de ne pas affirmer qu'il y a là plus qu'une coïncidence. Cependant de nombreuses objections ont été soulevées contre cette étiologie :

1° Les lésions dentaires observées, n'ont aucun rapport avec la kératite parenchymateuse (Mooren, Panas, Giraldes, Dolbeau, Buffé).

2° La kératite se développe à une époque trop tardive pour être d'origine syphilitique héréditaire (Panas, Perrin, Marjolin, Buffé).

3° La syphilis ne s'attaque pas à la cornée (Panas, Buffé).

4° Ce ne sont pas les médicaments spécifiques qui arrivent le plus vite à bout de la kératite parenchymateuse (Panas).

5° Les déformations faciales et dentaires sont dues au rachitisme (Le Dauphin).

6° Les affections syphilitiques et strumeuses sont très difficiles à différencier (Le Dauphin).

Beprenons chacune de ces objections pour nous rendre compte de leur valeur respective.

I. — Les lésions dentaires n'ont aucun rapport avec le développement de la kératite parenchymateuse. C'est Mooren qui, le premier, en 1867, formula cette objection. Elle fut reprise, en 1871, devant la Société de chirurgie, par Panas qui se basait sur quatre observations.

Dans la première, il s'agissait d'un malade, âgé de 28 ans, présentant tous les signes de la kératite attribués par Hutchinson à la syphilis héréditaire ; il avait la tête carrée, le front bombé, la mâchoire supérieure peu développée, les dents petites, rabougries, noires, mais sans échancrure particulière à la couronne. Il n'avait rien présenté dans son enfance qu'on pût rattacher à la syphilis et la mère nia tout antécédent spécifique. Panas diagnostiqua une altération rachitique des dents.

Dans la seconde observation, il n'est donné aucun renseignement sur la physionomie et la dentition de la malade. Panas dit seulement qu'elle a un tempérament lymphatique sans aucun attribut de scrofule.

Dans la troisième, il se trouve en présence d'un garçon pâle, de 12 ans, faible de constitution. Sauf quelques ganglions légèrement tuméfiés aux aines et des taches d'echtyma cachecticum aux jambes, il n'y a absolument rien qui puisse donner l'idée d'une syphilis ou même de scrofule déclarée. Les incisives sont longues, blanches et régulières.

Dans une quatrième observation, il s'agit d'une

jeune fille dont les incisives sont absolument normales.

Dans aucun de ces cas, Panas n'a réussi à trouver
l'étiologie syphilitique, et il conclut à la négation de la
théorie d'Hutchinson.

Pour réfuter une telle assertion, nous pouvons dire
tout d'abord que, parce qu'un signe d'une maladie
manque, il ne s'en suit pas que la maladie n'existe pas ;
ce sont des cas que l'on rencontre tous les jours en
clinique. Dans une de nos observations (Obs. VII),
nous constatons l'absence de tout signe du côté des
dents, et cependant la diathèse est avouée.

De plus, reportons-nous à ce que nous avons dit des
altérations dentaires que l'on a observées dans la syphilis héréditaire : nous voyons que les dents signalées
par Panas dans sa première observation rentrent dans
le cadre de celles que nous avons décrites.

Il est vrai que, dans quelques cas, on trouve des
dents caractéristiques et érodées sans qu'il y ait trace
de syphilis, et répétons que ces lésions sont des lésions
banales pouvant résulter de toutes les causes qui
amènent des troubles de nutrition, et que la syphilis
s'attribue très souvent.

Ce n'est pas sur les lésions dentaires seules qu'il faut
établir le diagnostic de syphilis héréditaire ; il faut y
joindre les autres signes : habitat, développement, déformations, lésions osseuses, surdité, polyléthalité des
enfants.

Néanmoins, dans la kératite parenchymateuse, on
observe très fréquemment des lésions dentaires.

Aneke	les signale	11 fois sur	100 cas.
Ayres	—	9 —	12 —
Balker	—	31 —	50 —
Haltenhoff	—	19 —	66 —
Leplat	—	14 —	28 —
Parinaud	—	19 —	32 —
Trousseau	—	28 —	40 —
Soit.		131 fois sur	328 cas.

Cette statistique, empruntée à Grösz, est au-dessous de la réalité. Je n'en veux pour preuve que la statistique qu'il a empruntée aux cas d'Haltenhoff. Dans 38 observations seulement, sur les 50 qui y sont réunies, l'état des dents est signalé, si bien que ce n'est pas 19 fois sur 50, mais 19 fois sur 38 qu'il faudrait dire.

Toutes choses égales d'ailleurs, nous devrons conclure que l'on rencontre la dent d'Hutchinson dans plus de la moitié des cas.

2° La kératite se développe à une époque trop tardive pour être d'origine syphilitique héréditaire (Panas, Perrin, Marjolin, Buffé). « Aucun de nos malades, dit Panas, n'a eu dans son enfance, pas plus qu'il ne nous en a offert au moment de l'examen, des accidents syphilitiques, de sorte que rien ne nous autorise non plus à attribuer leur affection cornéenne à la syphilis.

« Pour notre compte, ajoute-t-il, nous avons trop vu de syphilis à Lourcine et à l'hôpital du Midi pour admettre un seul instant que la syphilis héréditaire puisse se manifester tardivement à l'âge de 12, 25 et 30 ans, alors que rien n'a transpiré dès la première enfance. Presque toujours la syphilis infantile éclate dans les six premières semaines après la naissance, et si l'art n'intervient pas, les enfants succombent. »

Pour Perrin aussi, il semble que, pour admettre l'existence de la syphilis héréditaire, il aurait fallu qu'il y eût eu dans la jeunesse des malades quelques accidents qu'on pût rattacher à la syphilis.

Marjolin et Buffé se rattachent de même à cette opinion.

Nous pouvons répondre avec Parinaud et Abadie : Il n'est pas toujours facile d'être exactement renseigné sur les manifestations syphilitiques de la première enfance, et sans admettre que le fœtus ait présenté des accidents syphilitiques durant la vie intra-utérine, on peut dire que les accidents de la syphilis infantile correspondent vraisemblablement à une période où la maladie des parents est encore contagieuse.

Mais il arrive un moment où les parents transmettent la syphilis à leurs enfants, non plus sous une forme virulente, mais plutôt comme les diathèses proprement dites, à l'état de prédisposition constitutionnelle qui peut rester longtemps latente, ou même ne pas se manifester si certaines circonstances n'en favorisent le développement.

L'influence virulente de la syphilis à la période contagieuse nous est affirmée par la mortalité énorme des enfants nés avant le malade atteint de kératite parenchymateuse et, au contraire, la diminution considérable de cette mortalité par la suite.

Pour Abadie, la kératite parenchymateuse n'est que le résultat d'une syphilis héréditaire atténuée soit par le traitement, soit par le temps.

Le réveil de la diathèse se fait sous une influence encore inconnue et probablement variable suivant les sujets : un trouble physiologique quelconque peut très bien servir d'agent provocateur de ce réveil.

3° La syphilis ne s'attaque pas à la cornée ; comment se fait-il que la syphilis héréditaire fasse exception à cette règle.

Cette objection, posée encore par Panas et par Buffé, peut être combattue très victorieusement aujourd'hui. On connaît actuellement des manifestations syphilitiques cornéennes, des ulcérations à la période secondaire de la syphilis et à la période secondo-tertiaire des gommes de la cornée, telle celle qui a été signalée par Denarié dans une thèse de Lyon, en 1883.

4° Ce ne sont pas les médicaments spécifiques qui guérissent le plus vite la kératite parenchymateuse, dit Panas.

Abadie, au contraire, prétend que l'iodure de potassium et les injections sous-cutanées de bichlorure de mercure sont le meilleur traitement applicable à ces cas.

Sans entrer dans des considérations thérapeutiques qui sont en dehors du cadre que nous nous sommes tracé, nous croyons qu'introduire ces questions de thérapeutique et de spécificité ne feront qu'embrouiller la question sans apporter aucun éclaircissement.

5° Les déformations faciales et dentaires sont dues au rachitisme (Le Dauphin).

Le rachitisme n'est dû qu'à la syphilis héréditaire, dirions-nous avec Parot, si son assertion était démontrée ; mais les formes rachitiques des dents sont bien

définies et différentes de celles de la syphilis héréditaire. Le rachitisme porte aussi sur d'autres organes
que la face et ses déformations ne sont pas d'une
manière absolue assimilables à celles que produit la
syphilis.

6° Les affections syphilitiques et strumeuses sont
parfois très difficiles à différencier (Le Dauphin).

Aujourd'hui, grâce au progrès de la clinique, ces cas
deviennent de plus en plus rares, et une série de symptômes bien connus permettent de les différencier dans
la plupart des circonstances.

En résumé, nous pouvons conclure que si dans tous
les cas la kératite parenchymateuse n'est pas attribua-
ble à la syphilis héréditaire, du moins dans un grand
nombre de cas on ne peut nier que cette diathèse joue
un rôle important soit comme cause prédisposante,
soit comme cause efficace.

CHAPITRE DEUXIÈME.

La kératite parenchymateuse dans la syphilis acquise.

Les premières observations de kératite parenchymateuse attribuée à la syphilis acquise se trouvent dans la thèse de Desmazes.

La marche de la maladie ne diffère en rien de la marche de celle qui est due à la syphilis héréditaire, mais elles tendent à avoir un caractère spécial qui est l'unilatéralité.

A cette période de la syphilis, la kératite parenchymateuse est relativement rare, on n'en compte que 2 à 3 % des cas de kératite observés. D'après Haltenhoff, ces cas seraient plus fréquents qu'on ne l'a cru jusqu'ici.

C'est qu'en effet, la kératite parenchymateuse comme dans la syphilis héréditaire ne se présente pas dans les cas où l'on observe des lésions secondo-tertiaires tumultueuses ; à ceux-là sont réservées les ulcérations larges et profondes de la cornée à la période secondaire, et les gommes de la cornée à la période tertiaire ; au contraire, on l'observera chez des malades qui n'ont qu'une syphilis légère, à faible tendance réactionnelle ; les éruptions secondaires sont peu intenses et passent parfois inaperçues, une plaque muqueuse ou deux et c'est tout. C'est bien là aussi le cas de considérer la kératite parenchymateuse comme le résultat d'une syphilis atténuée, en étendant à la syphilis acquise la théorie d'Abadie.

L'hypothèse de M. le professeur Gayet que nous avons exposée à propos de la physiologie pathologique de cette affection, est on ne peut plus applicable à ces cas ; l'œil agissant comme un émonctoire devient un des sièges de l'élimination de ce virus atténué, et le trouble cornéen s'en suit par appel de leucocyte. En général, dans ces circonstances, l'infiltration cornéenne est peu intense, l'injection vasculaire faible et seule la gène fonctionnelle attire l'attention des malades.

Ce n'est pas qu'il n'existe des cas où dans une syphilis acquise les deux yeux ne soient atteints, notre observation 27 en est un garant, mais dans la plus grande partie des cas, lorsque l'on se trouve en présence d'une kératite parenchymateuse monooculaire, de faible réaction, sans antécédents de syphilis héréditaire prouvés, il faut songer à la syphilis acquise.

Dans quelques cas, cette kératite s'accompagne d'un iritis de caractère absolument spécifique.

. L'influence de la syphilis acquise sur la kératite parenchymateuse a été mise en doute par des arguments qui pour la plupart ont été discutés dans le chapitre précédent, nous n'y reviendrons pas.

L'existence de nombreuses observations dues à Desmarres, Hermet, Denarié, Lacombe, Wordsworth, l'existence d'une telle étiologie n'est plus mise en doute.

CHAPITRE TROISIÈME.

La scrofule et le tempérament lymphatique
dans leurs rapports
avec la kératite parenchymateuse.

———

Mackensie avait donné à la kératite parenchymateuse le nom de kératite scrofuleuse chronique ; mais une pareille doctrine a été vigoureusement combattue par Panas et par Hutchinson. Elle n'a été admise que par Daguenet et encore à propos d'une forme spéciale de kératite interstitielle qu'il a appelée la kératite proliférative centrale superficielle et unioculaire.

Le Dauphin admet la scrofule comme cause prédisposante par arrêt du développement en bas âge ; il ne croit pas que ce soit une complication de la scrofule banale que l'on rencontre habituellement dans les hôpitaux : « Les individus n'ont pas les chairs flasques, ils n'ont pas les joues pleines et l'embonpoint de la vraie scrofule : c'est la kératite de la pauvreté ; elle ne se rencontre que chez les individus qui ont été mal nourris, mal habillés, mal soignés, exposés au froid et à l'humidité, chez des individus dont les mauvaises conditions hygiéniques ont amené la dégénérescence organique au commencement de la vie. » Lacombe n'admet que deux facteurs étiologiques : la syphilis acquise et la scrofule.

Laffite remarque que chez des malades atteints de kératite parenchymateuse on ne trouve jamais les antécédents de la scrofule ganglionnaire et jamais les conjonctivites et les blépharites, les kératites phlycténulaires, mais l'impétigo de la face, l'acné lympathique, l'eczéma strumeux, des nodus aux jambes et des angines ulcéreuses.

Actuellement, depuis les travaux de Lugol, Ricord, Diday, Maisonneuve, Augagneur, on ne croit plus à cette influence de la scrofule et surtout à cette pseudo-scrofule.

Que l'on compare le tableau qui nous a été donné de cette scrofule spéciale avec celui que nous a donné Fournier de la syphilis héréditaire, on verra que deux affections d'un nom si différent ne peuvent pas se ressembler davantage.

Quelquefois aussi on rencontre des signes de vraie scrofule coexistants avec une syphilis héréditaire et une kératite parenchymateuse ; ainsi nous en avons un cas très net dans l'observation VIII. De même, à la consultation de la clinique ophtalmologique, nous avons quelquefois trouvé la syphilis chez les parents d'enfants atteints de kératite phlycténulaire ou d'accidents scrofuleux divers ; mais il y a loin de là à faire avec les manifestations de la syphilis héréditaire des manifestations de la scrofule comme le voudrait Marjolin. De plus, la syphilis héréditaire ne vaccine pas contre la scrofule, les deux diathèses peuvent s'ajouter et pas toujours au profit du malade.

CHAPITRE QUATRIÈME.

Le rachitisme et la kératite parenchymateuse.

———

Cette théorie rachitique de la kératite parenchymateuse a eu autrefois un grand succès.

C'est Panas qui a admis le premier l'influence de la
maladie cachectique par excellence, le rachitisme, dans
l'étiologie de la kératite et des lésions dentaires concomitantes. Aussi il avait donné à la maladie le nom
de cachectique diffuse.

La théorie de Parot, qui veut que le rachitisme ne
soit qu'une manifestation de la syphilis héréditaire, est
encore venue ajouter la confusion dans une question
déjà embrouillée.

Mais nous devons dire que, dans la plupart des cas,
si les malades présentaient cet aspect spécial que nous
indique Fournier, ils n'avaient l'air ni cachectiques, ni
rachitiques.

Hutchinson et Gayet rapportent que les cas les plus
tenaces de kératite parenchymateuse qu'ils aient observés auraient été trouvés chez des enfants très bien
portants, sans aucune tare rachitique ou scrofuleuse.

D'ailleurs, les derniers travaux rejettent cette influence du rachitisme : tel Haltenhoff, qui conclut que le rachitisme vrai et la scrofule jouent un rôle à peu près nul dans la genèse de cette forme de kératite. La plupart des cas de rachitisme invoqués ne sont que des cas de syphilis héréditaire mal étudiés.

CHAPITRE CINQUIÈME.

L'impaludisme et la kératite parenchymateuse.

————

C'est M. Poncet (de Cluny) qui, le premier, en 1884, a signalé que l'impaludisme pouvait jouer un rôle dans l'étiologie de la kératite parenchymateuse.

Il cite trois cas, parmi lesquels celui d'un officier chez lequel on ne trouvait pas trace de syphilis acquise ou congénitale. Cet officier, qui avait de nombreuses années d'Algérie et de Tunisie, était pâle, anémique, cachectique et présentait en même temps des accidents profonds impaludiques.

M. Javal cite, de son côté, des observations de kératite parenchymateuse, à Saint-Clément, près de Sens, où règne constamment la fièvre intermittente. Là, se trouve un foyer de kératite parenchymateuse que l'on guérit très bien par le sulfate de quinine.

En 1887, Sedan, de Toulon, apporte à l'appui de cette théorie malarienne une statistique d'Algérie. Il constate que cette forme de kératite est comme une des affections les plus tenaces que l'on puisse observer dans les pays à malaria.

Sur 34 observations, 19 femmes et 15 hommes,

16 fois la syphilis était notée parmi les ascendants, et 27 fois les malades avaient subi une ou plusieurs atteintes de malaria. et de ce fait étaient très cachectiques.

Kipp a donné en 1889 plusieurs observations analogues.

On a objecté, à cette manière de considérer l'impaludisme comme cause de la kératite parenchymateuse, que les malades de Poncet et de Javal, comme la plupart de ceux de Sedan, pouvaient bien être atteints des deux affections ; mais en présence des dénégations de Poncet et en raison de son autorité incontestée, on est bien forcé d'admettre que l'impaludisme peut jouer un rôle dans l'étiologie de la maladie.

CHAPITRE SIXIÈME.

Influence de la goutte et du rhumatisme
dans l'étiologie
de la kératite parenchymateuse.

———

Mackensie, Sichel, Leber (de Guetingue), Couzon, Parinaud ont admis l'influence du rhumatisme articulaire aigu dans l'étiologie de la kératite parenchymateuse. Plusieurs observations en sont publiées dans la thèse de Couzon.

Le rhumatisme a-t-il agi ici en réveillant une diathèse latente comme il arrive quelquefois? On ne pourrait l'affirmer en l'absence de renseignements plus complets sur les malades observés dans ces conditions.

En tout cas, il ne faudrait pas considérer comme un symptôme de rhumatisme articulaire l'hydarthrose du genou, que l'on rencontre quelquefois chez ces malades, et qui n'est qu'une manifestation de la syphilis héréditaire. Aussi nous acceptons toutes les réserves que fait M. le professeur Gayet et, de plus, nous nous refusons à considérer comme une simple rhumatisante

la jeune malade à la mine épanouie, aux dents super-
bes, qui présenta une kératite parenchymateuse après
avoir eu successivement une hydarthrose du genou
droit, un peu d'endocardite et une douleur névralgique
le long du cubitus droit, et dont l'observation se
trouve rapportée dans le *Dictionnaire Encyclopédique*
(art. KÉRATITE PARENCHYMATEUSE).

CHAPITRE SEPTIÈME.

Troubles des organes génitaux de la femme, facteurs étiologiques de la kératite parenchymateuse.

————

Signalés par Lacombe pour la première fois, ces troubles de la menstruation, ces phénomènes d'anémie rencontrés en même temps qu'une grossesse et amenant une kératite parenchymateuse, paraissent devoir être autre chose qu'une simple coïncidence ; il peut y avoir un rapport de cause à effet. Dans quelques cas où on ne saurait trouver de cause appréciable, on pourrait peut-être chercher de ce côté et éclaircir ce point de la question qui est encore très obscur. Une seule observation que nous avons recueillie, dans laquelle on peut soupçonner une semblable étiologie, a été relevée à la clinique (Obs. 31), mais nous ne l'affirmons pas cependant.

————

CHAPITRE HUITIÈME.

Rôle de la carie dentaire et de la dent de sagesse.

———

Nous ne citons que pour mémoire cette étiologie ; comme la kératite se développe dans l'adolescence et qu'alors il y a beaucoup de dents qui commencent à se carier, de même que la dent de sagesse commence à sortir, il n'y a guère là qu'une coïncidence sans cause étiologique probable.

D'ailleurs, cette étiologie semble complètement abandonnée aujourd'hui.

CHAPITRE NEUVIÈME.

La tuberculose et la kératite parenchymateuse.

« Jamais je n'ai trouvé un sujet atteint de kératite parenchymateuse qui fut phtisique », disait Hutchinson.

Von Hippel, de Heidelberg, se basant sur des considérations d'anatomie pathologique, admet des rapports entre la constitution du tubercule et celle de
lésions oculaires observées dans la kératite parenchymateuse et conclut que l'on pourrait penser que cette
maladie est le signe d'une infection tuberculeuse à
l'état naissant.

Cette théorie n'a que quelques semaines d'existence;
c'est donc un champ nouveau ouvert à l'observation.

CHAPITRE DIXIÈME.

Toutes les causes que nous avons reconnues agissent-elles comme causes déterminantes ou seulement en amenant un trouble de nutrition qui, secondairement, produit la kératite parenchymateuse?

———

En 1875, Le Dauphin disait que la kératite parenchymateuse devait être rangée parmi les complications de la scrofule, considérée comme arrêt de développement en bas âge.

M. le professeur Gayet, dans un article du *Dictionnaire encyclopédique*, trouve que l'action de la syphilis héréditaire est souvent indirecte et ne fait que causer une prédisposition par l'atteinte qu'elle porte aux œuvres vives de l'organisme.

Leleu prétend que la kératite parenchymateuse est une lésion vulgaire, banale, une lésion de nutrition que la syphilis réalise le plus souvent.

Panas, après avoir soutenu en 1870 que le rachitisme était la cause de la kératite parenchymateuse, revient en 1884 sur ses affirmations et prétend que la syphilis héréditaire, en tant qu'appauvrissement constitutionnel, en est une des causes, mais qu'à côté de la syphilis il faut placer l'arthritisme, le lymphatisme, peut-être d'autres dyscrasies encore mal définies.

En s'appuyant sur la thèse de Du Bourguet, dont nous avons parlé à propos des recherches expérimentales, Nicati dit : « La kératite parenchymateuse s'observe surtout sur des syphilitiques, mais n'est pas elle-même une lésion syphilitique. Elle est une opacité par défaut de nutrition, et ce défaut de nutrition peut être ou bien le fait d'une cachexie générale (Haltenhoff), ou bien le fait de lésions péricornéennes (Raehlmann, Du Bourguet). On connaît les taches de choroïdite disséminée qui occupent la région équatoriale et ciliaire postérieure après la disparition du trouble cornéen. Cherchons à la première autopsie, dans l'épaisseur de la sclérotique, et peut-être y trouverons-nous quelque altération, étudions les vaisseaux ciliaires, et peut-être trouverons-nous la clef de l'altération secondaire de la cornée.

« Nous ne croyons pas à la spécificité de la kératite parenchymateuse, mais bien à ses relations étroites avec la syphilis, cause de cachexie générale et cause surtout de lésions scléro-choroïdiennes interceptant les voies de la nutrition cornéenne. »

Haltenhoff, bien que partisan de la théorie d'Hutchinson, déclare néanmoins qu'il paraît exister certains états de mauvaise nutrition qui, en dehors de toute cause spécifique peuvent produire dans la jeunesse, et surtout dans l'adolescence, l'explosion de kératites doubles, offrant les mêmes caractères que celles des sujets hérédo-syphilitiques.

En raison de toutes ces conclusions émanant de praticiens très compétents, à cause de quelques observations que nous avons pu recueillir, nous concluerons, en résumant ainsi la question, avec le professeur Fournier.

Il existe quatre théories différentes de la nature de la kératite interstitielle :

1° La théorie de Panas, qui tend à en faire une affection cachectique.

2° Celle qui en fait une affection scrofuleuse.

3° La théorie d'Hutchinson, qui fait de la kératite interstitielle une des manifestations de la syphilis héréditaire.

4° Enfin, une dernière théorie (Fournier), qui tend à faire de la kératite parenchymateuse un trouble de nutrition analogue aux arrêts de développement que la syphilis cause souvent, mais non exclusivement.

La kératite interstitielle diffuse n'est donc

      ni cachectique,
      ni scrofuleuse,   exclusivement
      ni syphilitique,

mais elle peut résulter de toutes les causes de nutrition. C'est une lésion banale, lésion de nutrition, que la syphilis s'approprie souvent, plus souvent même que les causes précédemment énumérées.

Tout en nous rattachant à cette opinion du célèbre syphiligraphe, en ce qui concerne la non spécificité des lésions, nous croyons, cependant, que le trouble de nutrition invoqué, n'est point dû à un arrêt de développement, mais suivant l'hypothèse de M. le

professeur Gayet, à une réaction provoquée par l'élimination de virus plus ou moins atténué, se faisant
par l'intermédiaire de ce puissant émonctoire, longtemps méconnu, qui est l'œil.

Cette hypothèse est applicable à tous les cas de kératite parenchymateuse, même à ceux que l'on a pu observer chez des malades, à la suite de troubles gastriques
et ceux qui semblent se produire chez les animaux par
un tel procédé. L'observation de Haltenhoff est typique
à ce sujet.

On sait que les troubles gastriques s'accompagnent
de la production de toxines ; qu'y aurait-il d'étrange à
ce que ces toxines soient absorbées, puis éliminées par
le système lymphatique, dont l'œil est un des émonc-
toires.

En traversant ce système oculaire, les toxines amè-
neraient une faible réaction, un trouble de nutrition
de la cornée, d'où appel des leucocytes pour rétablir
l'ordre.

C'est une hypothèse à vérifier par l'expérimentation,
mais rien, jusqu'ici, ne la contredit.

TROISIÈME PARTIE

Quelle part revient à la syphilis et aux autres causes de cachexie dans l'étiologie de la kératite parenchymateuse

QUELLE PART REVIENT A LA SYPHILIS ET AUX AUTRES CAUSES DE CACHEXIE DANS L'ÉTIOLOGIE DE LA KÉRATITE PARENCHYMATEUSE

Il est assez difficile de résoudre cette question, les causes de cachexie étant variables suivant les pays : ainsi l'impaludisme, auquel on fait jouer un grand rôle, en Algérie, dans l'étiologie de la kératite parenchymateuse, n'a qu'une faible importance en France, sauf dans quelques pays, comme le Saint-Clément, cité par Javal.

De plus, les idées fausses que l'on s'est faites longtemps sur l'étiologie de la kératite parenchymateuse, en admettant toutes les opinions que nous avons relevées, ont dévoyé toutes les statistiques.

Celles-ci sont tronquées et incomplètes, exclusives ou sans opinion définie ; nous essayerons néanmoins d'en tirer quelques renseignements.

— 110 —

Nous empruntons à Grösz le tableau suivant, que nous reproduisons en le complétant.

NOM DES AUTEURS	TOTAL DES CAS	ÉTIOLOGIE Syphilis héréditaire.	ÉTIOLOGIE Syphilis acquise.	ÉTIOLOGIE Syphilis héréditaire.	AUTRES CAUSES non définies.
				Pour cent.	Pour cent.
Alexander	102	36	13	35,3	51
Aneke	100	61		61	39
Ayres	12	1		8,3	91,7
Cohn				6,5	93,5
Davidson				20	80
Despagnet	119	17		14,2	85,8
Dieteln	18	10		55,5	45,5
Giraud-Teulon	30	14		46,6	53,4
Graefe				5,5	94,5
Haltenhoff	66	48	5	42,7	20
Hassner				26	74
Horner	51	36	2	70,5	26
Jakowlewna	63	36	2	57,1	
Leplat	28	18		64,2	35,8
Michel				55	45
Nettleship				68	32
Parinaud	32	31		96,7	3,3
Pfister	125			63,8	36,2
Rable		127	3		
Sœmish				63	37
Sedan	34	11		32,3	67,7
Schmidt	20				
Théobald	8	4		50	50
Trousseau	40	37		92,5	7,5
De Wecker				66	34

D'après ce tableau, nous voyons que les plus grandes divergences sont observées chez les auteurs. Entre les 5,5 % de Graefe et les 96,7 % de Parinaud, il est permis d'avoir toutes les opinions.

Il nous semble, qu'en raison des progrès de la clinique, nous devons surtout nous attacher à admettre les dernières statistiques, telles que celles de Trousseau et Haltenhoff, qui ont été faites en 1887, à une époque où l'on connaissait déjà mieux les signes de la kératie parenchymateuse et de l'hérédité syphilitique.

Sur 40 observations que Trousseau rapporte, dans 36 cas, il existe des signes plus ou moins certains de syphilis héréditaire.

Dans 18, ces signes sont assez nombreux pour forcer la conviction, dans 10 autres, ils sont encore très nets, dans les 9 derniers, ils sont moins nombreux, moins convaincants et ne pourraient pas paraître suffisants à tous les médecins.

Supposons que ces 9 derniers cas ne soient pas syphilitiques, nous avons encore 28 cas sur 40 dans lesquels nous trouvons sûrement la kératite parenchymateuse, soit 70 % des cas.

Haltenhoff, de son côté, ne trouve la syphilis héréditaire que dans 42,7 % des cas ; mais dans ses conclusions, il ajoute que bien plus de la moitié des cas de kératite parenchymateuse diffuse bilatérale, reconnaissent pour cause la syphilis héréditaire.

D'ailleurs, pour Forster, Fournier et Rable, la syphilis a une part prépondérante dans l'étiologie de cette maladie.

La syphilis acquise semble devoir prendre de jour

en jour une importance plus considérable dans cette étiologie : Alexander l'a rencontrée 13 fois sur 102 cas, soit dans 12,5 % des cas.

Haltenhoff dans 7,5 %.

Horner   — 4 —

Jakowlewna— 3 —

et la conviction de Haltenhoff est que les cas de kératite parenchymateuse dus à la syphilis acquise sont plus nombreux qu'on ne le croyait jusqu'ici.

Que l'on se reporte à ce que nous avons dit sur la kératite parenchymateuse due à la syphilis acquise, et l'on verra les raisons pour lesquelles une telle étiologie est souvent méconnue, c'est que, généralement, cette syphilis est très atténuée et ne peut être décelée que par un interrogatoire minutieux et un examen approfondi du malade.

Poncet, Sedan, Javal, Landolt attribuent quelques cas à la cachexie malarienne.

Dans une statistique de Sedan, on rencontre la malaria 26 fois sur 34 observations, mais, dans 11 cas, elle coexiste avec la syphilis héréditaire ou acquise.

Leucowistch admet la gastrite comme cause déterminante dans deux cas qu'il a observés.

Watson, Couzon, Parinaud ont publié des observations où le rhumatisme articulaire aigu devait être mis en cause. Nous avons dit ce qu'il fallait penser d'une telle opinion.

Nous avons essayé de nous faire une conviction par les observations que nous avions à notre disposition et qui sont reproduites ci-après :

Nous avons recueilli trente une observations de kératite parenchymateuse.

Dans douze cas, la syphilis héréditaire a été avouée, ou nous avons pu réunir un faisceau de preuves suffisantes pour amener une conviction absolue.

Dans neuf cas, les preuves à l'appui sont moins importantes, mais elles sont encore suffisantes pour faire admettre cette étiologie.

Dans les six observations suivantes, bien que l'on puisse soupçonner la syphilis héréditaire, les preuves accumulées ne suffisent pas à convaincre.

Enfin, dans cinq observations nous devons rejeter complètement l'idée de toute syphilis héréditaire, et alors ces cinq cas se décomposent ainsi :

Syphilis acquise. . . . . 3 observations.
Troubles des organes génitaux ? 1   —
Cause que l'on n'a même pu
   soupçonner. 1   —

Observations

A

Certitude absolue de syphilis héréditaire.

———

Nous réunissons ici dans un tableau une série d'observations où l'hérédité syphilitique est affirmée, mais les observations sont tellement incomplètes qu'il nous semble inutile de les rapporter tout au long :

N°	DATE	SEXE	AGE	ŒIL	HÉRÉDITÉ	LÉSIONS Concomitantes.	MARCHE
1	2/12 87	F	21	ODG	Paternelle.	Dents d'Hutchinson.	Guérison.
2	7/9 88	F	17	ODG	Les deux	Surdité, hydarthrose, double dents d'Hutchinson.	1er avril OG V $= ^1/_7$ OD V $= ^1/_{20}$
3	8/9 90	F	16	ODG	Paternelle.	Sourde et faible d'esprit.	
4	23/5 90	M	6	ODG	Paternelle.	Ganglions sous-maxillaires et cervicaux.	Guérison totale.
5	25/1 92	M	26	CDG	Avouée.	Dents et nez caractéristiques.	

OBSERVATION VI.

Date : 21 juin 1892.

Nom : Albertine Ch... Age : 13 ans et demi.

Domicile : Firminy. Sans profession.

Antécédents héréditaires. — Père syphilitique, mère contagionée a présenté les accidents secondaires au moment de la conception de cet enfant, n'a pas eu d'autres accidents que des douleurs osseuses il y a 4 ou 5 ans pour lesquelles elle a pris de l'iodure de potassium.

Antécédents personnels. — L'enfant en nourrice a eu du pemphigus à trois mois, son nez s'est affaisé lentement, n'a pas éliminé de séquestres mais haleine fétide, mucosités nasales purulentes.

Depuis 5 ans elle prend de l'iodure.

Maladie. — Ancienne kératite interstitielle qui a opacifié la partie inférieure des deux cornées. Début il y a 5 ans par l'œil droit et trois mois après l'œil gauche. Il y a cinq à six mois une poussée de conjonctivite très aiguë qui n'a pas fait varier la tache cornéenne.

Il est à noter que les cornées furent autrefois complètement blanches. Elle est très améliorée.

Les deux tiers inférieurs des deux cornées sont blancs et quelques vaisseaux restent encore dans cette région. Il ne reste plus de partie transparente qu'en haut sous forme d'un croissant. C'est l'œil gauche qui a conservé le plus de transparence. La malade voit à se conduire aisément dans la journée.

Rien d'apparent dans les autres appareils de l'œil.

27 juin. Iridectomie supérieure aux deux yeux.

30 juillet. Tatouage des deux cornées.

La malade affirme que l'iridectomie ne lui a rien donné comme vue.

Ici, l'étiologie est nette, le cas est indéniable, nous voulons seulement faire remarquer la longueur de la disparition du leucôme, et aussi l'affirmation de la malade à savoir que l'iridectomie ne lui a rien donné comme vision. Cela suppose des troubles plus profonds de l'appareil oculaire, troubles que nous n'avons pu découvrir en raison de la disposition des leucômes.

OBSERVATION VII.

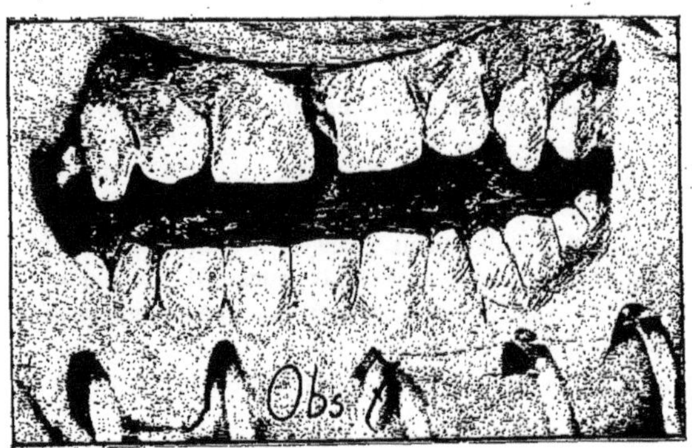

Date : 9 juillet 1892.
Nom : J... Marie. Age : 17 ans.
Domicile : Juif (Saône-et-Loire). Prof. : cultivatrice.

Antécédents héréditaires. — Père mort à 49 ans, il y a 4 ans, aliéné; avait présenté pendant sa vie des céphalées violentes après lesquelles il tombait comme du haut-mal.

Mère 37 ans a présenté, après avoir eu longtemps des douleurs de tête à droite, trois tumeurs de la grosseur d'un œuf de pigeon qui percées ont laissé écouler un liquide blanc mélangé de sang. Ont été neuf enfants du même père; cinq sont morts on ne sait pas à quel âge. La malade a entendu dire à sa mère qu'elle avait eu une ou deux fausses couches.

Antécédents personnels. — Douleurs de jambe qui ont disparu après quelques jours d'iodure de potassium.

Pas de dents malades. Léger effacement des maxillaires supérieurs.

Début il y a deux mois à droite sans douleurs et à gauche, il y a un mois et demi. A été successivement traitée par des emplâtres de simples, un collyre de pharmacien et enfin par l'iodure de potassium.

Actuellement les deux cornées sont dépolies, de teinte légèrement violacée présentant un aspect tigré, dû à des points où l'opacité est plus marquée.

La cornée gauche en outre de cet aspect présente une opacité superficielle qui occupe les deux tiers supérieurs, c'est-à-dire que c'est un espace où l'opacité semble avoir atteint l'épithélium de Bowman tout en gardant cette teinte violacée générale. Il y a une légère vascularisation des conjonctives, les sclérotiques ont aussi une teinte violette.

La vue a disparu, les objets ne paraissent plus que comme des ombres.

Photophobie assez marquée.

Le 30 septembre la malade sort sans amélioration notable elle continuera son traitement chez elle.

Nous sommes ici en présence d'un cas très grave de kératite parenchymateuse.

En nous basant sur l'histoire paternelle et maternelle il nous semble indiscutable que la syphilis héréditaire ne soit facteur étiologique de la maladie. Toutefois, nous ferons remarquer l'absence absolue des dents d'Hutchinson et des autres signes de syphilis.

OBSERVATION VIII.

Date : 5 décembre 1892.

Nom : D... Marie. Age : 16 ans.

Sans profession, à Rive-de-Gier.

Antécédents héréditaires. — Parents existant encore, père verrier a eu un chancre syphilitique de la lèvre et divers accidents syphilitiques.

La malade est la seconde enfant d'une famille de dix ; trois seulement survivent, des autres, l'un est mort d'accident et le reste en bas âge, de convulsions ou de transports au cerveau ?

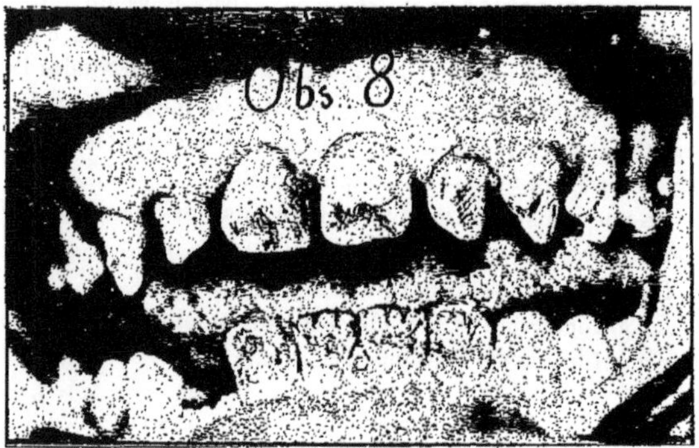

Antécédents personnels. — Maladie grave et longue à l'âge de deux ans, mais non déterminée.

État général. — Assez bon état général ; grande, bien conformée, peau pâle, fine, gonflement léger de la lèvre supérieure et des paupières, cicatrices d'adénite suppurée.

Pas de croissance pénible ; ses règles n'ont apparu qu'à l'âge de 15 ans 1/2.

Front un peu bombé. Dos du nez affaissé, nez large.

Les dents sont petites, en général séparées, pas de dents propres d'Hutchinson, mais érosions multiples, dents avec des tubercules et des sillons transversaux.

Il manque à la malade la canine droite inférieure cassée au rez de l'alvéole sans cause appréciable au dire de la malade et sans aucune douleur.

Affection oculaire. — L'œil droit a commencé par devenir rouge sans aucune douleur, puis subitement la vision a baissé, alors photophobie intense, pas de douleurs orbitraires, larmoiement et sensation de gravier.

Les paupières sont plus épaisses que du côté sain, la conjonctive palpébrale est fortement injectée. La conjonctive bulbaire présente quelques vaisseaux très dilatés qui s'arborisent au voisinage de la cornée.

La cornée est le siège d'un trouble intense, bleuâtre au centre, verdâtre à la périphérie. Ce trouble empêche de voir distinctement la paroi postérieure de la chambre antérieure, parait néanmoins être plus intense au centre de la cornée.

Pas de vascularisation appréciable.

Elle est restée un mois à l'hopital et est partie considérablement améliorée.

La malade revient le 15 mai 1893 pour une kératite parenchymateuse à l'œil droit.

Depuis sa sortie de l'hôpital elle n'avait suivi aucun traitement ; la conjonctive de l'œil droit était toujours restée injectée, celle de l'œil gauche est fortement injectée.

A l'œil droit, on constate un trouble diffus de toute la cornée ; trouble ancien qui ne s'est pas amélioré ;

A l'œil gauche, un trouble diffus existant surtout à la partie centrale et un pannus léger du côté externe.

Avec l'œil droit, elle compte les doigts à 0ᵐ75 ; de l'œil gauche elle ne peut que distinguer la lumière.

Traitée énergiquement par l'iodure de potassium, et les douches oculaires, elle sort fin juin avec une amélioration très considérable.

Toute photophobie a disparu et il n'existe plus que de légers nubécules sur la cornée qui néanmoins empêchent la vision distincte.

Dans cette observation, nous avons un type de kératite parenchymateuse de nature spécifique héréditaire.

Nous n'avons qu'une seule chose à y remarquer, c'est la longueur de l'intervalle qui sépare les deux poussées de kératite sur l'un et l'autre œil.

OBSERVATION IX.

Date : 15 mars 1893.

Nom : C... Jean-Pierre. Age : 23 ans.

Domicile : Denicé, près Villefranche. Profession : domestique de ferme.

Antécédents héréditaires. — Le malade n'a plus que sa grand'mère, a perdu son père alors qu'il n'avait que 18 mois et sa mère à 6 ans.

Il ne peut donner aucun renseignement.

Antécédents personnels. — Nie toute maladie jusqu'à l'âge de 17 ans, sauf des coryzas chroniques répétés. A 17 ans, a eu une fièvre typhoïde et consécutivement de la dureté d'oreilles bi-auriculaire (il ignore si cette surdité a été précédée ou non d'écoulement).

Etat actuel. — Facies caractéristique, nez petit, écrasé à la partie supérieure, les maxillaires sont atrophiés, la peau terne et terreuse, les cheveux tombent. Le malade est très mal musclé.

Les dents présentent des formes irrégulières ; en général elles semblent être cylindriques et longues, sans échancrures. La maladie actuelle a débuté, il y a un mois, par un trouble de la vue de l'œil gauche avec larmoiement et photophobie. Huit jours après, l'œil droit commençait à se prendre, on n'a aucun renseignement sur la marche ultérieure de la maladie.

Actuellement, on constate la présence de vaisseaux nom-

breux et tortueux de la conjonctive, surtout à la partie
supéro-interne et inféro-externe de l'œil droit et à la partie
inférieure de l'œil gauche.

La sclérotique présente une teinte violacée.

Cercle périkératique prononcé.

Œil droit, trouble diffus de la cornée, grains riziformes,
arc vasculaire à la partie supérieure et envahissement de la
partie inférieure.

Œil gauche, cercle vasculaire en haut, et en bas, infiltration à la partie externe et inférieure.

A l'éclairage oblique, léger piqueté à la surface de la
cornée et infiltration parenchymateuse.

On devine la pupille de l'œil droit qui paraît dilatée, tandis
qu'à gauche, elle semble petite et régulière.

Il n'aperçoit que l'ombre de la main avec l'œil droit, la vision
est un peu plus distincte à gauche.

24 mars. — Œil droit. Opacification complète. Envahissement de la cornée par les vaisseaux, surtout marqué en bas
La cornée est grisâtre.

Œil gauche. — L'opacification est aussi complète, blanc
opaque, un pannus considérable envahit en bas le limbe
cornéen.

Photophobie intense, spasme de l'orbiculaire. Aucune
modification du côté des conjonctives ou de la sclérotique.

C'est à peine si le malade voit le jour, il faut une lumière
intense pour attirer son attention. On poursuit un traitement
énergique durant tout le mois d'avril, ce qui amène une
amélioration considérable.

Le 15 mai, on note :

Du côté gauche. Trouble en dehors de la cornée, quelques vaisseaux encore, cercle violacé autour de la cornée.

Du côté droit. Trouble diffus en bas, très léger en haut,
on aperçoit nettement la pupille ; le même cercle violacé
existe autour de la cornée.

En juin, l'amélioration se continue, mais le malade se
plaint d'une nouvelle poussée du côté de son oreille, dimi-

nution de l'acuité, bourdonnements. Les insufflations d'air par la poire de Politzer n'amènent aucun résultat. L'onguent mercuriel seul diminue un peu les douleurs.

Nous pouvons ici, en raison du facies et de l'histoire clinique du malade, attribuer à la syphilis héréditaire la kératite dont il est atteint, malgré l'absence de renseignements et la forme peu caractéristique de ses dents.

OBSERVATION X.

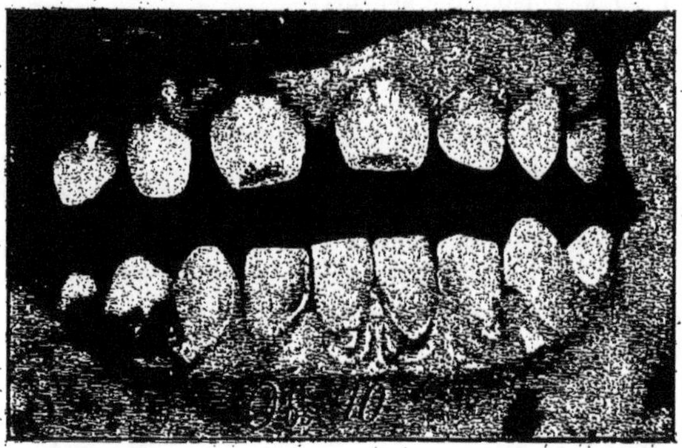

Date : 3 mai 1893.
Nom : Eloi Ch.... Age : 15 ans.
Domicile : Alixan (Drôme). Profession : maréchal-ferrant.

Antécédents héréditaires. — Père mort il y a quatre ans d'un refroidissement.

Mère n'aurait jamais présenté aucun accident suspect à son dire, elle s'est toujours bien portée sauf, dit-elle, dans ses suitesde couches. Actuellement présente un ozène assez accusé.

Ses grossesses :

1º Un enfant mort au bout de peu de jours.

2º Une fausse couche.

3º Le malade.

4º Un enfant mort à quelques mois, de rougeole.

5º Une fausse couche à sept mois.

6º Une petite fille âgée actuellement de 6 ans qui présente des signes de rachitisme, mais n'a jamais eu aucune éruption.

Le malade est âgé de 15 ans, il est assez robuste, apprenti maréchal depuis un an, il a dû durant deux mois cesser tout travail à cause d'une attaque de rhumatisme articulaire aigu ayant siégé dans toutes les articulations, épaules, coudes, genoux.

Les maxillaires supérieurs sont un peu atrophiés, le nez aplati à la base, gros à la pointe, le front haut, le teint pâle. Rien du côté des oreilles.

L'évolution dentaire a été difficile. Actuellement on constate l'existence de dents petites, très espacées les unes des autres, les incisives supérieures sont légèrement érodées. Rien du côté des os.

L'affection oculaire a débuté il y a trois semaines à la suite, dit-il, du choc contre la cornée gauche d'une paillette de fer, qui n'a laissé aucune trace, il aurait ressenti un peu de photophobie, une sensation de corps étranger et de picotement; durant quelques jours les phénomènes sont allés en empirant et six jours après le traumatisme il dut cesser son travail à cause de la photophobie exagérée qu'il éprouvait.

Il ne peut dire quand ses yeux sont devenus rouges ou troubles.

L'œil droit s'est pris cinq à six jours après son œil gauche.

On constate une rougeur conjonctivale, un trouble diffus. des deux cornées et quelques opacités riziformes à la partie centrale des deux cornées.

Vers le 8 mai apparaît un pannus d'abord à l'œil gauche, puis à l'œil droit.

Le pannus, le 15 mai, est surtout très intense à l'œil droit.

La maladie évolue régulièrement, sans troubles autres qu'une photophobie très intense, et le 5 juillet le malade sort avec une intégrité presque complète de la vue.

Il se plaint depuis quelque temps de douleurs au genou droit qui surviennent la nuit au moment où il se couche. On ne constate aucune lésion apparente du côté de ce genou.

Ces douleurs disparaissent par l'application d'onguent mercuriel.

Ici, malgré les dénégations maternelles ; en raison des fausses couches qu'elle a eues et de l'ozène qu'elle présente ; malgré la préexistence chez notre malade d'une attaque de rhumatisme aigu, nous sommes très porté à incriminer la syphilis.

L'existence de la douleur du genou gauche survenant le soir, et diminuée par l'onguent napolitain a levé les quelques doutes qui subsistaient encore dans notre esprit.

OBSERVATION XI.

Date : 1er septembre 1893.
Nom : D..., Constance. Age : 24 ans.
Domicile : Lyon. Profession : brodeuse.

Antécédents héréditaires. — Indéniables, et avoués, fausses couches de la mère, accidents secondaires chez le père.

Antécédents personnels. — Pas d'accidents avant apparition de la kératite — faiblesse de constitution, infantilisme.

Facies. Atrophie considérable des maxillaires supérieurs, front très irrégulier. Dents caractéristiques.

Début en décembre par OD, et quatre mois après par OG. Evolution habituelle de la maladie.

En novembre. Marche insensiblement vers éclaircissement.

———

Observation XII.

Date : 1er septembre 1893.
Nom : Des... François. Age : 8 ans.
Domicile : Lyon. Profession : comptable.

Antécédents héréditaires. — Frère de la malade précédente.

Antécédents personnels. — Front bosselé, atrophie considérable des maxillaires supérieurs. Dents caractéristiques.

Début à l'œil gauche en juillet, et œil droit en octobre. Evolution habituelle.

Syphilis héréditaire indéniable.

———

B

Très grande probabilité de syphilis héréditaire

Observations non rapportées tout au long et où la
syphilis est probable.

Nº	DATE	SEXE	AGE	ŒIL	HÉRÉDITÉ	LÉSIONS Concomitantes.	MARCHE
13	27/8 88	M	4 $^1/_2$	ODG	Probablement maternelle.		
14	26/4 89	M	19	ODG	Probable.	Facies et dents.	
15	26/6 89	F	16	ODG	Très probable	Dents et facies.	Guérison.
16	17/6 89	F	20	ODG		Nombreuses kératites phlyste-nulaires dans l'enfance, facies, céphalies fréquentes.	
17	18/11 92	F	17	ODG		Dents, nez épaté, légère surdité.	

Gandar

9 *bis.*

Observation XVIII.

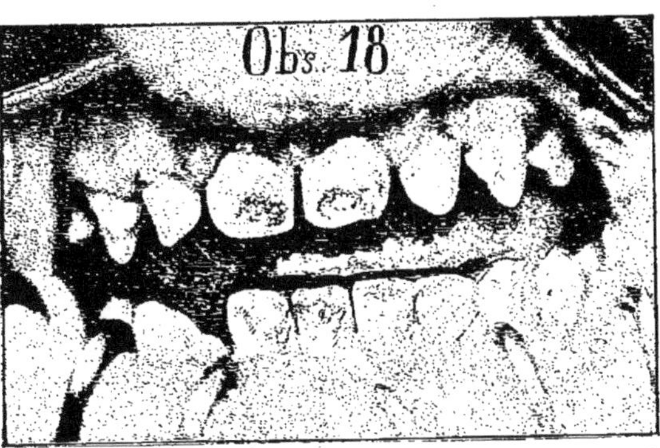

Date : 4 février 1893.

Nom : P... Jean. Age : 23 ans.

Domicile : Châteauneuf-de-Galaure. Profession : coquetier.

Antécédents héréditaires. — Père, 69 ans, a fait 14 ans. de service militaire. En Algérie, fièvre intermittente qui a duré six mois, a souffert de temps en temps d'une sciatique sans antécédents rhumatismaux avérés. Catarrhe et emphysème aujourd'hui. Jamais n'a eu mal aux yeux : nie absolument avoir eu la syphilis : on ne trouve ni dans l'interrogatoire, ni dans l'examen de ses organes des signes pouvant mettre sur la voie de cette maladie. Néanmoins, M. le Dr Pangon, auquel nous devons ces antécédents, ajoute qu'il croit devoir faire de grandes réserves à ce sujet : « Il y a lieu de tenir compte de 14 années de service qu'il a faites, dont plusieurs en Afrique et surtout des trois premiers enfants mort-nés ou décédés peu de jours après leur naissance, sans lésions apparentes. D'ailleurs, ces gens-là sont si peu soigneux, qu'une syphilis chez lui aurait bien pu passer inaperçue. »

Mère, 56 ans, d'une famille bien portante. Père et mère morts âgés. Bien portante elle-même. N'a perdu qu'une sœur d'accouchement. Pas de rhumatisme ni de syphilis avérés. Blépharite ancienne, légère.

Premier enfant. — Mort-né, à six mois.

Deuxième enfant. — Mort peu d'heures après sa naissance, sans lésions apparentes.

Troisième enfant. — A vécu quatre jours, chétif, n'a jamais voulu téter. Mort, sans lésions appréciables.

Quatrième enfant (fille). — Rien de particulier à signaler dans son enfance, que de l'impétigo de la tête et du visage. Morte il y a deux ans de péritonite, suite d'accouchement.

Cinquième enfant (fils ainé). — A eu aussi de l'impétigo dans son enfance, a toujours été bien portant, à part l'affection oculaire qui avait nécessité son entrée à l'Hôtel-Dieu, il y a quelques jours. C'est notre malade.

Sixième enfant (fils cadet). — Agé de dix-huit ans, facies scrofuleux, nez légèrement épaté, lèvre supérieure épaissie. Dureté de l'ouïe sans otorrhée préalable. Glandes au cou. A marché à dix-huit mois. Pas de retard de la dentition. A eu, il y a trois ans, une kératite diffuse O D.G., pour laquelle il a fait un séjour à l'Hôtel-Dieu. Actuellement, il est assez bien guéri, à peine s'il lui reste quelques légères taches de la cornée. Son acuité visuelle lui permet de lire de chaque côté les caractères d'imprimerie ordinaires.

Antécédents personnels. — Impétigo dans l'enfance. Seule maladie il y a deux ans, une broncho-pneumonie légère au régiment.

Etat actuel. — Garçon fort, très bien portant. Nez un peu enfoncé à la partie supérieure.

Dents ne présentant pas les caractères de la dent d'Hutchinson, mais elles sont petites et présentent quelques érosions superficielles, soit à l'extrémité, soit transversalement.

Les maxillaires supérieurs semblent un peu atrophiés,

néanmoins le facies ne rappelle que de loin le facies décrit par Hutchinson.

Etat général, excellent.

Histoire de la maladie actuelle. — Il y a trois semaines, le malade ressentit une sensation de brûlure à l'œil gauche, puis une sensation de gravier, un peu de photophobie, de la rougeur de la conjonctive bulbaire. Comme signes fonctionnels, un léger trouble de la cornée d'abord subjectif, puis visible à l'éclairage oblique.

La conjonctive palpébrale est peu injectée, la paupière inférieure présente une teinte légèrement violacée, surtout du côté du cul-de-sac.

La conjonctive bulbaire est légèrement injectée à la partie interne et à la partie externe.

On constate un cercle périkératique très intense en haut et en bas.

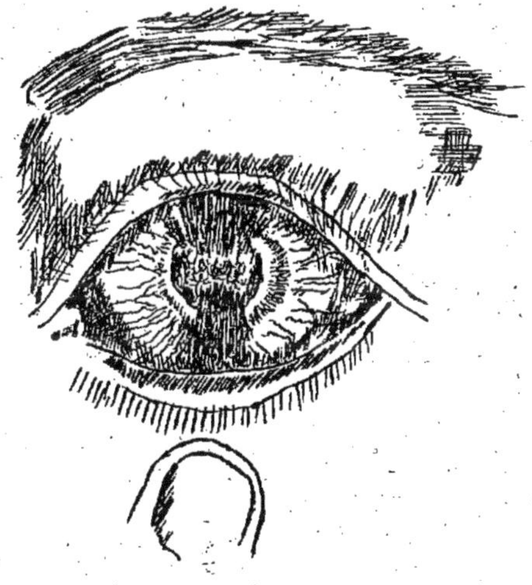

La cornée est couverte d'une opacité diffuse, on peut cependant y distinguer deux taches très marquées : l'une supérieure, l'autre inférieure, de la grandeur d'un grain de riz, séparées l'une de l'autre, par un sillon transversal.

A la partie inférieure de la cornée et à sa partie supérieure, on constate une invasion considérable de vaisseaux faisant saillie sous l'épithélium. Cette vascularisation n'envahit pas les côtés nasal et temporal de la cornée. Là, elle présente une opacification moins considérable qu'au centre, où elle est de couleur crémeuse. A l'éclairage oblique, on constate un très léger dépoli de la cornée.

A l'angle interne, on entraperçoit l'iris à travers le croissant transparent. Il paraît présenter la même couleur que de l'autre côté.

L'œil gauche ne compte pas les doigts à dix centimètres.

L'examen ophtalmoscopique de l'œil gauche est impossible. A l'œil droit, on constate un peu de congestion de la pupille et des veines volumineuses.

Comme traitement, on ordonne quatre grammes d'iodure de potassium et des douches de vapeur.

Le 6, injection périkératique et cornéenne plus marquée, un peu plus de larmoiement.

Le 13, envahissement presque total de la cornée par les vaisseaux. Il ne reste plus qu'un arc blanc jaunâtre transversal à concavité supérieure, qui ne soit pas envahi. Le malade déclare que par le côté interne, la vision est possible.

Le 16, même état de la cornée, l'arc non envahi devient toujours de plus en plus étroit.

Le 23, l'aspect de la cornée a très notablement changé. On trouve une cornée grisâtre encore un peu vascularisée à la partie supérieure et à la partie inférieure.

Du côté interne, une large ouverture dans laquelle le dépoli a complètement disparu et par laquelle le malade peut distinguer les objets. Du côté externe, la zone de transparence est moins nette.

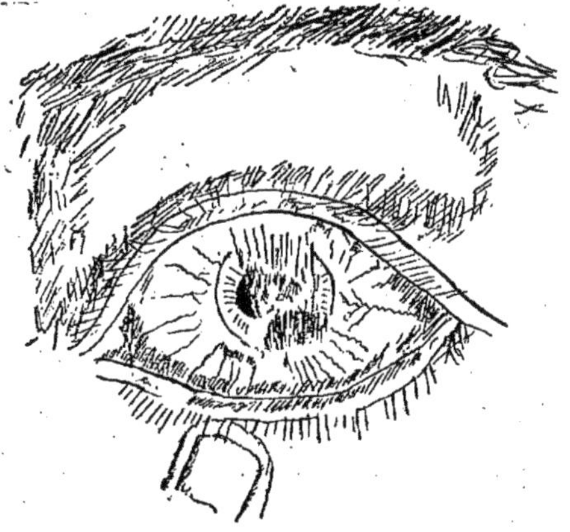

Vers la partie centrale de la cornée est un point de coloration blanche, tranchant sur le tissu généralement gris de la cornée. C'est tout ce qui reste de l'arc blanc qui n'avait pas été envahi par les vaisseaux.

On constate une fine vascularisation de la conjonctive à la partie supérieure, interne et inférieure Cette vascularisation est moins franche du côté inféro externe. A la surface de la cornée, quelque peu de piqueté, mais sans large ulcération. On ne voit pas de vascularisation anormale de la sclérotique.

On aperçoit nettement l'iris à la partie interne, il est régulièrement dilaté par l'atropine.

Le 24, le malade sort très amélioré, il devait revenir se faire examiner à nouveau, mais on ne l'a plus revu.

Nous croyons nous trouver ici en présence d'un cas où l'origine héréditaire ou constitutionnelle n'est pas douteuse. La coexistence de la kératite parenchymateuse chez deux frères et les trois morts-nés que l'on a signalés dans les antécédents, devraient nous faire pencher pour la syphilis héréditaire, malgré les réponses négatives obtenues par l'interrogatoire et l'examen direct des parents.

On a dû remarquer aussi une exception à la règle générale des kératites parenchymateuses : le fils cadet étant pris avant l'aîné qui n'a qu'une kératite mono-oculaire. Cette kératite ne saurait être attribuée à la syphilis acquise, qui est niée par le malade.

Malgré les conclusions négatives de l'enquête, en raison des antécédents héréditaires du malade, nous sommes porté à considérer comme très probable l'existence de la syphilis chez les parents de ce malade, syphilis peu intense, mais suffisante, pour avoir amené une contamination fœtale.

Observation XIX.

Date : 8 mai 1893.
Nom : Victor B... Age : 10 ans.
Domicile : Lyon. Sans profession.

Père mort de fièvre typhoïde.

Mère paraît bien portante, est remariée et a un enfant bien portant de ce nouveau mariage.

Elle a accouché d'une petite fille mort-née sans lésions appréciables.

Puis vient le malade, qui n'aurait eu que la rougeole et aussi des céphalalgies fréquentes. Coryza chronique.

Le malade n'a pas le facies caractéristique d'Hutchinson ; le nez est fin, busqué, les maxillaires supérieurs un peu atro-

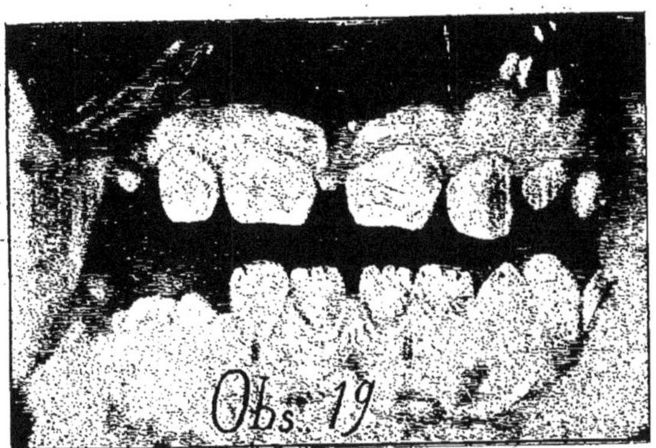

phiés, les dents sont petites, espacées les unes des autres, et les incisives supérieures ont une tendance à s'éroder.

Début il y a trois semaines par larmoiement et rougeur des yeux.

Etat actuel. Injection périkératique à la paroi supérieure et inférieure.

O D. Trouble diffus.

O G. Trouble diffus, un trait transversal jaunâtre, pannus léger supérieur et inférieur, quelques douleurs.

La pupille réagit à la lumière.

O G. compte les doigts à 1 mètre.

O D ne les compte pas.

11 mai. Amélioration légère. Trouble diffus des deux cornées avec infiltration vasculaire.

Sur la cornée droite, à la place de la tache jaune, est une tache blanche.

Diminution de la photophobie.

21 juin. O D cornée complètement transparente, pupille est libre.

O G. Les phénomènes inflammatoires, pannus, collection jaunâtre menaçant de former un abcès ont fait place à un simple nuage.

7 juillet. Guérison presque complète, il ne reste plus que le nubécule O G.

Dans ce cas, nous admettons une grande probabilité de syphilis due à une hérédité paternelle probable. Nous devons faire remarquer la présence de cette tache jaune simulant un abcès de la couche moyenne de la cornée, qui nous avait un moment donné l'idée de ranger ce cas dans la série de ceux publiés par Denarié comme gommes de la cornée. Mais l'absence d'autres signes concomitants de siphilis nousa fait écarter ce diagnostic.

5 novembre 1893. O D quelques taches de kératite parenchymateuse persistent.

Iritis très accusé de cet œil, adhérences postérieures nombreuses, conjonctive un peu injectée, cercle périkératique. Les adhérences sont irrégulières, en flocon, comme des gommes iriennes, acuité.

O G. Injection conjonctivale inférieure intense, trouble diffus ayant persisté sur toute la cornée. Persistance de quelques vaisseaux à la partie inférieure, la pupille de ce côté est régulière mais ne réagit pas à la lumière.

Compte les doigts O G.

On ne peut éclairer à l'ophtalmoscope.

OBSERVATION XX.

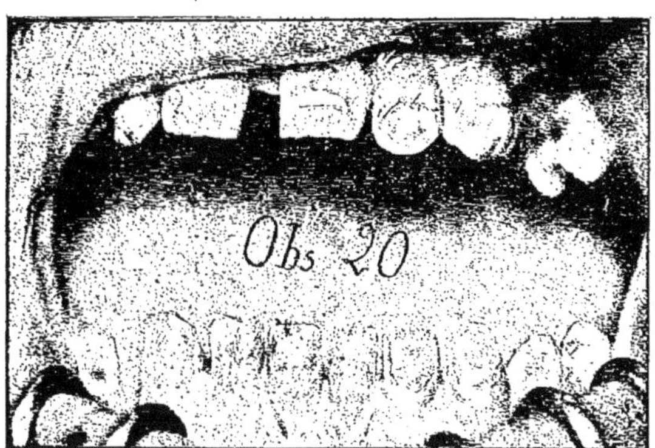

Date : 9 juin 1892.

Nom : C... Claudius. Age : 20 ans.

Domicile : Roanne. Profession : Garçon de café.

Antécédents héréditaires. — Père mort d'accident, mère rhumatisante avérée, un frère mort à 17 jours, né avant lui. Il est le deuxième enfant.

Antécédents personnels. — Rougeole dans la jeunesse. En 1889 attaque de rhumatisme articulaire aigu en 1891; nouvelle attaque localisée aux doigts de pied.

Pas de syphilis acquise avouée; garçon d'apparence robuste; mais dents mal plantées, sillonnées d'érosions, maxillaires supérieurs atrophiés, nez enfoncé et épaté.

Il y a dix jours, le malade a commencé à avoir un brouillard devant l'œil gauche, la lumière le fatiguait, puis la vue a diminué de plus en plus sans grande douleur; enfin actuellement il voit les objets dans un brouillard.

O G. Les conjonctives sont très légèrement vascularisées.

Sur la sclérotique ont voit deux cercles périkératites, cornée présente une kératite diffuse, avec pannus à la partie inférieure.

Marche régulière de l'affection.

Le 27 juillet, l'œil droit commence à se prendre, le malade constate un léger brouillard devant cet œil bien qu'à l'examen la cornée semble n'avoir rien perdu de sa transparence ; à la partie supérieure on voit seulement un arc semilunaire, blanchâtre, très léger, qui va en mourant vers le centre de la cornée.

Au dessus, cercle périkératique, de même à la partie inférieure.

Teinte bleue de la sclérotique.

Le 3 août, on constate un éclaircissement de la cornée gauche et une augmentation du processus à droite.

Le 2 septembre, le malade sort très amélioré.

A quelle étiologie pourrions-nous rapporter cette kératite ? Nous n'avons pas de preuves de syphilis bien nette autre que le faciès du malade qui est tout à fait en rapport avec la description que nous a laissée Hutchinson. Le peu de renseignements que nous avons pu recueillir, fait que le doute plane sur cette question. Néanmoins à cause de la marche de la maladie d'une part et du faciès du malade nous croyons pouvoir rattacher à la syphilis héréditaire cette observation.

C

Pas de preuve de syphilis héréditaire

---

*Observations où la syphilis héréditaire
semble douteuse.*

Nº	DATE	SEXE	AGE	ŒIL affecté.	HÉRÉDITÉ	LÉSIONS Concomitantes.	
21	29/5 89	M	12	ODG	Niable, 6 enfants sains, pas de paternité.	Pas.	
22	11/11 87	F	19	OG	Très discutable.	Un peu d'asymétrie dentaire et faciale.	
23	12/8 90	F	12	ODG	Niée.	Pas de lésions.	Troubles gastriques.
24	27/11 91	F	19	OG	Non admise parents et frères bien portants.		Rhumatisme.

OBSERVATION XXV.

Date : 30 novembre 1883.

Nom : P..., Paul. Age : 25 ans.

Domicile : Valence. Profession : ébéniste.

Antécédents héréditaires. — Non notés.

Antécédents personnels. — On note l'absence de la syphilis acquise avouée.

Rien sur le faciès du malade.

On indique l'existence d'une kératite parenchymateuse de l'œil gauche, avec infiltration vasculaire.

Rien sur la marche de la maladie.

Le 6 août 1887, le malade rentre pour une iritis double avec troubles du vitré.

La vision est alors de 1/10 O G et 1/6 O D.

Enfin, le 9 avril 1892, il rentre de nouveau pour une choroïdite de l'œil droit, tandis que l'œil gauche s'éclaircit et ne présente qu'un léger nubécule au centre.

Nous ne citons cette observation qu'à cause de la marche particulière de la maladie, kératite et iritis d'un côté, iritis et choroïdite sur l'autre œil — phénomènes dus, sans doute, à une même cause étiologique inconnue — qui ne serait cependant pas incompatible avec l'existence d'une syphilis acquise inavouée.

Observation XXVI.

Date : 8 mai 1893.

Nom : P..., Eugénie. Age : 17 ans.

Domicile : Cours. Profession : domestique.

Antécédents héréditaires. — Mal déterminés.

Mère aurait une blépharite consécutive à une petite vérole.

1° Sœur morte à 3 mois de cause inconnue.

2° — bien portante.

3° —   —

4° La malade.

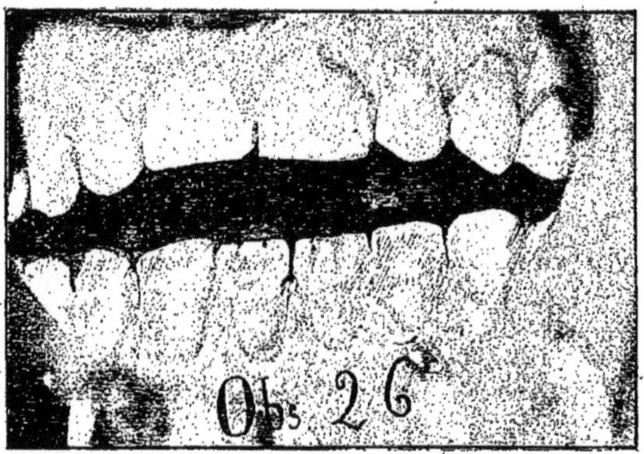

Antécédents personnels. — Influenza l'an dernier. Pas de fièvre intermittente, pas de syphilis acquise. État général excellent, très développée pour son âge. Pas de troubles de menstruation. Il y a 2 mois, troubles gastriques avec dysphagie.

Il y a 3 semaines, O G a commencé à rougir, un peu de photophobie, pas de larmoiement; au bout de 2 jours, commencement de l'infiltration vasculaire.

Actuellement, infiltration légère de toute la surface cornéenne, pannus très léger et très diffus, léger dépoli de l'épithélium.

Compte les doigts à 1 mètre 50.

Dents normales en haut, mais à la mâchoire inférieure, quelques sillons et quelques tubercules dentaires.

Amélioration très rapide et guérison en trois semaines.

Étiologie très discutable : troubles gastriques ou syphilis acquise?

D

Certitude absolue de non existence de syphilis héréditaire

OBSERVATION XXVII.

Date : 18 novembre 1888.
Nom : Léonie F... Age : 25 ans.
Domicile : Lyon. Profession : couturière.

Antécédents héréditaires. — Inconnus.

Antécédents personnels. — Rien dans l'enfance.
Mariée depuis 10 ans, a eu 4 enfants malingres et deux fausses couches à 3 ou 4 mois.

Elle a présenté de l'enrouement à plusieurs reprises, les cheveux sont rares, alopécie dissimulée. Légère éruption. L'accident primitif paraît avoir été ignoré.

Début, il y a 2 mois, à l'œil droit, par sensation de gravier, photophobie, larmoiement, rougeur, trouble de la vue. Depuis 8 jours, l'œil gauche est pris avec les mêmes symptômes.

Rien de particulier dans la marche de la maladie, qui a suivi sa marche ordinaire. Nous devons seulement signaler de violentes douleurs de tête, qui ont paru à plusieurs reprises durant la période de séjour à l'hôpital.

Guérison à peu près complète à la fin de décembre.

Ici, nous sommes d'une manière indéniable en présence d'un cas de syphilis acquise, ayant donné une kératite double, fait à signaler, puisque nous l'avons vu, d'après Haltenhoff, elle serait, dans ce cas, la plupart du temps, mono-oculaire.

Observation XXVIII.

Date : 6 avril 1890.
Nom : B..., Françoise. Age : 17 ans.
Domicile : Lyon. Employée dans une fabrique de pâtes alimentaires.

Observation très incomplète :
Kératite parenchymateuse O D, sans que O G ait été atteint.
On signale que, à l'âge da 8 ans, la malade fut traitée à l'Antiquaille pour accidents syphilitiques acquis (chancre labial).

Observation XXIX.

Date : 4 octobre, 1893.
Nom : M... Françoise. Age : 20 ans.
Domicile : Lyon. Profession : journalière.
Père non connu par la malade.
Mère toujours bien portante, sauf érésypèle.

Un frère, mort du croup à vingt-huit mois.

Malade bien portante en général.

Scarlatine, rougeole, variole, syphilis avouée après un long interrogatoire. Grands maux de tête du côté de l'œil malade, survenant généralement le soir. S'enrhume très souvent. Maux d'estomac.

Il y a un mois et demi, début par O G, par larmoiement, photophobie et nuage devant l'œil.

Nuage sur la cornée.

Cercle périkératique intense.

Très légère infiltration cornéenne en haut.

O D. — Examen à ophtalmoscope. Rien d'anormal.

Syphilis acquise certaine.

———

OBSERVATION XXX.

Date : 28 mai 1892.

Nom : Ch... Joséphine. Age : 25 ans.

Domicile : Lyon. Profession : lingère.

Antécédents héréditaires. — La malade est la quatrième enfant d'une famille de quinze, cinq seulement survivent, elle est la troisième des survivants, les autres sont morts d'accident ou de maladies aiguës. Père et mère très bien portants.

Antécédents personnels. — Bonne santé antérieure, fièvre muqueuse à 7 ans ; à 8 ans, hydarthrose du genou par suite de traumatisme. Dentition excellente sans aucun signe caractéristique. Facies général de lymphatique. Aucun signe de syphilis héréditaire et aucune raison de soupçonner son mari.

La malade est la mère de trois enfants : l'aîné est mort du croup à 3 ans. Pas de fausses couches. Actuellement la malade est enceinte d'environ sept mois.

Son deuxième enfant est né le 10 avril 1891, la malade raconte alors qu'elle résta très faible durant quatre mois ; ses règles reparurent au bout de ce laps de temps, à la fin d'août, et à ce moment commençait aussi sa maladie d'yeux.

Début par la cornée droite.

En mai 1892, on signale :

O D un peu fermé, sensible à la lumière, très légère injection sclérale, vaste tache de kératite parenchymateuse présentant une zone vasculaire, un peu de transparence au centre.

O G. Injection kératique beaucoup plus marquée, une grande tache beaucoup plus vascularisée qu'à droite.

Le 10 février 1893 : L'œil droit est presque complètement recouvert par une opacité diffuse très épaisse, sauf du côté externe, où on entrevoit l'iris. Pas de cercle périkératique, sur la conjonctive quelques points rouges, traces d'injections de sublimé.

O G. Centre nuageux, pas d'autres altérations.

Acuité : O G, 1/4.

   O D, compte à peine les doigts.

La malade peut lire un peu.

On n'a constaté d'amélioration que sous l'influence d'un traitement énergique par les injections sous-conjonctivales de 2 à 3 gouttes de liqueur de Van Swieten.

Le dernier né, dont la malade était enceinte au moment du début de l'observation, est superbe et ne présente aucun signe de cachexie quelconque.

Nous devons remarquer dans cette observation :

La très lente évolution de la maladie.

La coloration particulière que présentaient les deux

cornées, qui a fait rejeter, à M. le professeur Gayet, l'idée d'une kératite parenchymateuse normale.

L'absence certaine et absolument constatée de syphilis héréditaire ou acquise.

La coïncidence du retour des règles et de l'anémie profonde de la malade, à ce moment, avec l'apparition de la kératite parenchymateuse.

L'excellent état de santé de ses enfants.

Pour toutes ces raisons, nous rejetons toute idée de syphilis, et nous avons une tendance à voir, dans les troubles génitaux de la malade, l'étiologie probable de sa maladie.

Observation XXXI.

Date : 8 septembre 1889.

Nom : Th..., Marie. Age : 8 ans.

Domicile : Lyon. Profession : sans.

Père vivant et bien portant, sans antécédents héréditaires.

Mère morte d'accidents viscéraux de syphilis acquise. Cette syphilis a été acquise par l'intermédiaire d'un nourrisson et après la naissance de la malade qui nous occupe.

L'origine de cette syphilis a été reconnue judiciairement, aussi nous ne pouvons avoir de doute sur l'absence de rapport entre cette syphilis et la maladie de son enfant.

On ne trouve aucun autre antécédent héréditaire ; ils sont donc nuls pour notre malade.

Celle-ci a toujours été bien portante jusqu'à la mort de sa mère, mais depuis, se trouvant peut-être dans des conditions nutritives et hygiéniques inférieures, elle commence à subir une sorte de dépérissement et d'anémie.

Actuellement, nous nous trouvons en présence d'une fillette grande pour son âge, avec un facies nullement caractéristique, la peau est pâle, fine, sans cicatrices d'éruption. Elle ne présente pas de lésions dentaires, elle est seulement un peu amaigrie. On ne constate aucun signe de diathèse scrofuleuse ou rachitique.

Elle présente une kératite parenchymateuse double, à forme torpide, un vaste envahissement leucocytique occupe les deux cornées, mais l'infiltration vasculaire est faible, un peu plus prononcée à l'œil droit qu'à l'œil gauche.

La maladie suit son cours habituel.

Au bout de cinq mois, les phénomènes inflammatoires ont disparu, mais il reste une tache cornéenne presque centrale à l'œil gauche, qui gêne considérablement la vision. A l'œil droit, le néphélion est moins considérable.

En juin 1892, la malade revient. Les opacités cornéennes ont diminué légèrement, seulement, comme la vision distincte des objets est impossible, surtout de l'œil gauche, on lui fait une double pupille artificielle.

La malade gagne beaucoup à cette opération.

Ce que nous devons remarquer ici, c'est l'absence de syphilis chez la mère avant la conception, la naissance et l'allaitement de son enfant.

Nous ne croyons pas devoir attribuer ce cas à la syphilis héréditaire, et, d'autre part, on ne peut déceler chez la malade aucune trace de diathèse quelconque.

Faut-il mettre cette kératite sur le compte de l'anémie? ou du manque de soins???

Index bibliographique

1840. Velpeau. Maladies des yeux.

1853. Hutchinson. Clinical memorial on certain diseases of
the eye and ear cons. of inherited syphilis.

1857. Hutchinson. Ophtalmic Hospital reports, 1857 à 1859.
T. I., 226. T. II., 54 et 258.

1860. Stanley. Two cases of inh. keratitis with teeth of the
heredito syphilitide. Med. Times, 575.
Galligo. Annales d'oculistique, T. LXIII, p. 185.
Pridginteal. Med. Times and Gazette.

1861. Haller. Bayer arl. intelligenzblatt n° 72. Cas de kera-
tite liés à la syphilis héréditaire.

1863. Watson. On the interstitial keratitis of inherited syphilis. Opht. Hosp. reports, p. 291 à 300.
Lawrence. Klin. Monatsblatter. T. I. p. 204.

1864. Gavin. Inherited syphilitic keratitis, 849 à 852. Britt.
Lond.
Magni. Cheratite a processo scrofoloso et a processo
syphilitico. Clin. di Bologna, 149 à 852.

1865. Hérard. Diagnostic différentiel de la scrofule et de la
syphilis. Union médicale.

1866. Taylor. Ophtalmic revue.

1867. Mooren. Ophtalmic beobachtungen, p. 64.

1868. Classen. Annales d'oculistique.

1869. Watson. A case of double keratitis associated with
rheumatic synovitis of the knee joint and elbows.
Brittish Med. journal. London.

— 152 —

1870. Hutchinson. Keratitis in inherited syphilis. Opht. Hosp. Rep. p. 46.

Javal. De la kératite parenchymateuse. Paris.

Lehrbach. Wien Med. Press., p. 79.

1871. Panas. Sur la kératite appelée kératite héredo-syphilitique. Société de Chirurgie, 16 et 20 novembre.

Hutchinson. Keratitis heredo-syphilitic. Severe ulcerations sime Childhood. Characteristic teeth. Opht. Hosp. Rep. p. 46.

Watson. Parenchymatosis keratitis associated with rheumatis. Brit. Med. journ. p. 439.

Davidson. Deafness in relation to vascular keratitis and conical teeth. Opth. Hosp. Rep. p. 266.

Jaoul. De la kératite parenchymateuse. Thèse de Paris.

Kreuels. Ueber keratitis parenchymatosa diffusa. Bonn.

1872. Daguenet. Un mot sur une variété de kératite interstitielle dite kératite proliférative et de son traitement. Journal d'ophtalmologie p. 414.

1873. Dixon. Recurrent syphilitic keratitis, British Med. Journ.

Jahowlewna Pulcheria. Ueber keratitis diffusa. Zurich.

Théobald. Remarks ou Interstitial or syph. keratitis am. Journ. of Med. 419.

Zweiger. Handbuch. Berlin, 1873 p. 301.

Metras. Thèse de Paris.

1874. Ayres. Interstitial keratitis and inherited syph. The Cincinnati Lancet, p. 321.

Desmazes. Essai sur les kératites interstitielle et leurs principales causes. Thèse de Paris.

Parot. L'infection syphilitique. Gazette médicale de Paris.

Virchow. La pathologie cellulaire.

Galezowski. Etude sur les affections oculo-dentaires. Recueil d'ophtalmologie.

1875. Le Dauphin. De la kératite interstitielle. Thèse de Paris.

Desmarres. De la kératite interstitielle et ses principales causes. Th. de Paris.

Wurst. Kératite parenchymateuse avec opacités particulières. Prsglad Jekarski n° 3.

1876. Galezowski. Kératite interstitielle irrégulière. Recueil d'ophtalmologie.

Wordsworth. A paculiar form of interstitial keratitis in secondary syphilis. Opht. Hosp. Rep.

Morton. Pannus traité par l'inoculation. Forme particulière de kératite parenchymateuse syphilitique. Opht. Hosp. Rep., p. 50.

Grand. Un cas de kératite parenchymateuse. Lyon médicale, p. 478.

Piéchaud. Kératite parenchymateuse. Gazette des hôpitaux, n° 81.

Graefe und Sœmisch. Handbuch in Augenheilkunde. Leipsick. Bd. IV.

1877. Raehlmann. Ueber parenchymatosa keratitis arch. für experimental pathol. und pharmacology, VII. p. 464.

Buffé. Contribution à l'étude de la kératite parenchymateuse diffuse. Thèse de Paris.

1878. Galezowski. De la kératite interstitielle syphilitique. Recueil d'Ophtalmologie.

Badal. Kératite interstitielle diffuse intéressante au point de vue étiologique. Société de Biologie, IV. p. 413.

Augagneur. Etude de la syphilis héréditaire tardive. Thèse de Lyon.

Denarié. Sur un cas de kératite syphilitique. Revue d'oculistique du Sud-Ouest. N° 12. p. 265.

1879. Roosa. Keratitis its relation to the general condition of the Patient. New-York Med. Review 211 à 243.

Lacombe. De la kératite interstitielle. Thèse de Paris.

Laffite. De la kératite parenchymateuse. Thèse de Paris.

Hutchinson. Interstitial keratitis with deafness. Opht. Hosp. Reports.

Leber. Ueber die intercellularen Lüken des vorderen Hornhaut Epithels ein normalen und pathologischen Zustande. Arch. f. Opht. von Graefe, Bd XXIV. p. 252.

Nicati. Revue de médecine. Le rachitisme et la syphilis.

1880. Abadie. De la kératite parenchymateuse maligne. Union médicale, LXXXII, p. 1041.

Dabadie. De la kératite parenchymateuse et en particulier de la kératite parenchymateuse maligne. Thèse de Paris.

Cuignet. Kératites parenchymateuses graisseuses. Recueil d'Ophtalmologie, 655-679.

Grancher. De la scrofule. Gazette des hôpitaux.

Parot La syphilis héréditaire et le rachitisme. Progrès médical.

1881. Benac. Contribution à l'étude des kératites cachectiques. Thèse de Paris.

Galezowski. Du traitement de la kératite parenchymateuse et de la sclérokératite par l'iridectomie. Revue d'Ophtalmologie.

Hock. Ueber die Bersichungen der keratitis interstitialis zu des iritis specifica. Wien, Med. Press.

Panas. Considérations sur la nature et le traitement de la kératite interstitielle diffuse. Arch. d'Ophtal. N° 7.

Davidson. De la surdité dans ses rapports avec la kératite panniforme. Ann. d'oculistique. T. 65. p. 126.

Elouï. Recherches histologiques sur le tissu de la cornée des animaux vertébrés. Thèse de Lyon.

1882. Du Bourguet. De l'opacité cornéenne par défaut de nutrition. Thèse de Montpellier.

1883. Bennett. Du rôle de la syphilis dans la cécité. Thèse de Paris.

DÉNARIÉ. Contribution à l'étude de la syphilis cornéenne. Thèse de Lyon.

PARINAUD. La kératite interstitielle et la syphilis héréditaire. Archives générales de médecine. Nov. 1883.

COPPENS. De la kératite parenchymateuse et de son traitement par l'iridectomie. Thèse de Paris.

FOURNIER. De la syphilis héréditaire Semaine médicale.

LELEU. La kératite interstitielle. Thèse de Paris.

1884. HERMETT. Traduction du Clinical Memorial de Hutchinson. Paris.

ABADIE. Des manifestations oculaires de la serofule et de la syphilis héréditaire. Bulletin de la Société française d'Ophtalmologie.

1885. FOURNIER. De la syphilis héréditaire. La kératite interstitielle. Recueil d'Ophtalmologie, p. 705.

PAROT. Etiologie et Prophylaxie du rachitisme. Archives de médecine.

1886. BIRSH-HIRSCHFELD. Lehrbuch der Pathol. Anatomie. 3ᵗᵉ. Auflage.

JULIEN. Traité des maladies vénériennes. Paris

TROUSSEAU. Contribution à l'étude de la syphilis héréditaire tardive de l'œil. Bull. de la clinique nationale des Quinze-Vingt, p. 126.

TREACHER COLLINS. Four cases of interstitial keratitis with ulcerations of the Cornea. Opht. Hosp. Rep.

GALIARD. Rapports de la syphilis et du rachitisme. France médicale, 17 janvier.

GIRAUDEAU. Rapports de la syphillis et du rachitisme France médicale, 9 février.

PAROT. Rachitisme et syhilis. Progrès médical.

1887. TROUSSEAU. Sur l'Etiologie de la kératite interstitielle. Bull. soc. franc. d'ophtalmologie.

HALTENHOFF. Sur l'Etiologie de la kératite interstitielle. Bull. soc. franc. d'ophtalmologie.

PAROT. Ostéomalacie, rachitisme et dilatation d'estomac. Société médicale des hopitaux. Mars.

Casin et Iscovesco. Réfutation de la théorie de Parot. Archives de médecine.

Sedan. Contribution à l'étude de la kératite interstitielle. Recueil d'ophtalmologie, p. 528.

1888. Haltenhoff. Ein fall von keratitis diffusa beim Hunde a's beitrag fur étiologie. Zeicht. fur vergleichende augenh. Oct.

Gutman. Ueber die lymphbanen der cornea arch. of mikr. anat. T. XXXII, p. 593.

Gibert. Quels rapports peuvent exister entre le rachitisme et la syphilis. Le Havre, 1888.

Lee. The rachitis, Lancet, 1888.

Leber. Ueber die entstch. d. Entzünd und dirk werreg. d. Entzündung. Schâdlick. Fortse. der med.

1889. Monin. Traitement des kératites infectieuses, par la liqueur de Van Swieten. Thèse de Lyon.

Lang. Examination of the patellar tendon reflect. in 62 cases of keratitis parenchymatosa. Opht. Hosp. Rep. p. 312.

Alexander. Syphilis und auge. II. Halfte Wiesbaden. J. P. Bergman.

Trousseau. Un cas de kératite interstitielle dans la syphilis acquise. Annales de dermatologie et de syphiligraphie. T. X. No 2.

Hasinger. Die Schicksale der congenitale syphilitischen Kinder. Wien med. wochenschr. No 45.

Kipp. Fourther observations on malarial keratitis transact of the Americ. opht. Societ. Twenty-fift meeting. New London, p. 321.

1890. Fournier. Syphilis et mariage.

Nicati. La glande de l'humeur aqueuse. Arch. d'Ophtalmologie.

Tillary. Anatomie topographique.

1892. Loukaetes. La kératite parenchymateuse. Thèse de Paris.

Testut. Traité d'anatomie.

Charcot et Bouchard. Traité de médecine, article rachitisme par le D^r Le Gendre.

Sous. Choroïdite et lésion dentaire. Journ. méd. de Bordeaux. 20 nov.

1893. Gayet. Eléments de clinique ophtalmologique.

Galezowski. De la localisation de la syphilis dans le cercle ciliaire choroïdien. Société de Dermatologie et de syphiligraphie. 16 février 1893.

Von Hippel (de Heidelberg). Kératite interstitielle. Société d'ophtalmogie de Heidelberg. Semaine médicale, p. 407.

De Lapersonne. Maladies externes de l'œil (Paris).

Conclusions

I. — La kératite parenchymateuse est une maladie bien définie à symptômes et à marche toujours les mêmes.

II. — Elle est causée par un trouble de nutrition.

III. — On peut admettre cette hypothèse que le trouble de nutrition est dû à l'élimination de toxines ou d'un élément nocif au moyen des lymphatiques de l'œil comme des autres voies lymphatiques. Cette élimination aurait une action irritative sur l'organe éliminateur.

IV. — Dans la grande majorité des cas, cet élément nocif est un virus syphilitique héréditaire atténué, qui produit en même temps des arrêts ou des troubles de nutrition du côté des dents et du système osseux de la face.

V. — Il existe des cas où la syphilis acquise est responsable de l'apparition de la kératite parenchymateuse. Dans ces cas, la kératite tend en général à rester monooculaire et à n'avoir qu'une médiocre intensité; l'infiltration vasculaire est en général très faible.

De son côté, la syphilis que présente le malade est souvent légère, et lorsqu'elle n'est pas avouée ne peut être décelée que par un interrogatoire et un examen très minutieux.

C'est à ce fait de l'atténuation de la syphilis qu'une telle étiologie a dû d'être longtemps méconnue.

VI. — Il existe dans la science plusieurs cas de kératite parenchymateuse rapportés à la malaria et au rhumatisme articulaire aigu.

VII. — Nous croyons qu'il faut tenir compte, dans l'étiologie de la maladie, à défaut d'autres causes, des troubles gastriques que présentent parfois les malades. Ces troubles sont en général accompagnés de l'absorption de toxines qui, en s'éliminant par les lymphatiques généraux et oculaires, pourraient produire la kératite parenchymateuse.

Nous signalons cette voie pour l'étude expérimentale de la maladie. Elle serait ainsi, nous semble-t-il, plus rationnelle que faites au moyen d'irritations de la cornée produites par des pertes de substance ou des mortifications de tissu.

VIII. — Dans quelques cas on ne rencontre, chez les femmes que des troubles de menstruation ou de l'allaitement coïncidant avec l'apparition de la kératite parenchymateuse.

IX. — Dans quelques cas, enfin, il est impossible de décéler une tare quelconque à laquelle on puisse rattacher l'étiologie de la maladie.

X. — L'hypothèse de l'élimination d'un virus ou de toxines par le globe oculaire répond à l'unité de causes réclamée par Hutchinson pour expliquer la marche toujours identique de la maladie.

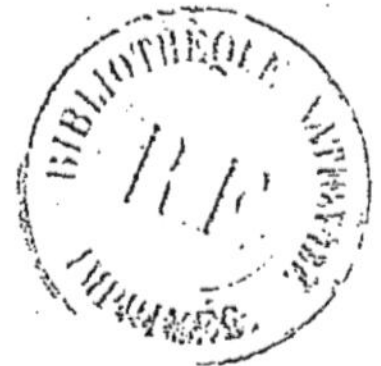

TABLE DES MATIÈRES

CHAPITRE V.

La kératite parenchymateuse chez les animaux et recherches expérimentales...................... 67

DEUXIÈME PARTIE

Revue critique des diverses étiologies attribuées à la kératite parenchymateuse.

CHAPITRE I.

La syphilis héréditaire, cause de la kératite parenchymateuse................................ 75

CHAPITRE II.

La kératite parenchymateuse dans la syphilis acquise. 89

CHAPITRE III.

La scrofule et le tempérament lymphatique dans leurs rapports avec la kératite parenchymateuse........ 91

TROISIÈME PARTIE.

Quelle part revient à la syphilis et aux autres causes de cachexie dans l'étiologie de la kératite parenchymateuse.

QUATRIÈME PARTIE

Observations.

www.ingramcontent.com/pod-product-compliance
Ingram Content Group UK Ltd.
Pitfield, Milton Keynes, MK11 3LW, UK
UKHW022347090726
13658UKWH00002B/511

9 782019 233297